からだの中に風が吹く！

10 COUNT カウントブレスヨガ

秋野暢子

幻冬舎

はじめに

健康で自分らしく生き抜くために「肺」と「足腰」をしっかり鍛えよう

こんにちは、秋野暢子です。今、世界中で新型コロナウイルスによる肺炎で苦しんでいる人が大勢います。さらに日本では毎年、インフルエンザも流行します。また、歳を重ねるほど誤《ご》嚥《えん》性《せい》肺炎で命を落とす方も増えてきます。そして、サルコペニア（加齢や疾患により筋肉量・身体機能が低下すること）が問題視されるように、高齢者の中には寝たきり状態の方もたくさんいます。

　こんな時代において、私たちが自分のためにできること。それは、**ウイルスや加齢に負けない「丈夫な肺」をつくり、最後まで自分の足で歩ける「丈夫な足腰」をつくることで**はないでしょうか。そこで**本書では、呼吸のカギとなる呼吸筋を鍛える「呼吸筋ストレッチ」と、一生歩ける足腰づくりのための「足腰を整えるヨガトレ」、そして元気みなぎる「秋野式パワフルメソッド」をお送りしていきます。**呼吸筋ストレッチは呼吸神経生理学の第一人者・本間生夫先生の、ヨガについては日頃からハタヨガを教わっている師匠・いちろう先生の指導のもと、ご紹介します。

これらのメソッドは、来年、再来年、5年後、10年後のからだに効果があるだけでなく、日常生活でもいろんな良い変化を引き起こします。第一に、**呼吸によって血液を全身に回すことで血流がよくなり、手足の冷えがなくなって、肌のくすみも取れて、肌がきれいになります。「血液は自然の美容液」**ということがよくわかりますよ～。また、ヨガの動きにより、**歪んでいたからだがまっすぐになるという効果**が。私はこのヨガのおかげで、縮んでいた**身長が2センチ戻り、骨密度の年齢もなんと20代に**若返りました！　さらに、**昨年の人間ドックでは数値が全て基準範囲内になる**という、うれしい結果も。

今回ご紹介するメソッドは、最近すこし息が切れる、肩がこっている、腰が痛いなど、ちょっとした不調を抱える方に取り組んでいただければと思います。続けているうちに、**体内のあらゆるつまりがとれ、からだの動きがなめらかになり、まさに「からだの中に風が吹く」ような感覚を実感できる**はずです。そして、今はなにもからだに支障はないけれど、将来誰にも迷惑をかけずに、最期まで自分らしく生きたいと願う方にも、今日から始めてもらえたら。さぁ、皆さん、私と一緒に、からだの中に風を吹かせましょう！

からだの中に風が吹く！ 10カウントブレスヨガ

3章

一生自分の足で歩く！ 足腰を整えるヨガトレ

4章 10年後のからだを作る！ 秋野式パワフルメソッド

撮影・DVD編集●庄嶋写真事務所
スタイリスト●下平純子
ヘアメイク●鈴木京子
ライター●ライターズ・オフィス　髙﨑淳平
イラスト●スヤマミヅホ
企画協力●しまだプロダクション／
ライターズ・オフィス　福岡秀広
ブックデザイン●幻冬舎デザイン室

1章

こりがほぐれる！

からだチェック

まずは、今のからだの状態を知りましょう。
そして、こり固まった筋肉をほぐす
簡単なエクササイズを行っていきます。
これだけでも充分気持ちいいですよ〜。

こりがほぐれる!
からだチェック

鏡に映った自分を見て、姿勢の悪さにげんなりしたり、思うように腕が上がらなくて驚いたりしたことはありませんか? 実は、人間の体力・運動能力は男女ともに20歳からゆるやかに衰えていきます。筋力に関しては諸説ありますが、40歳ごろからどんどん低下していくと言われています。加齢とともに筋力や柔軟性が落ちていくわけですから、何もしないで若いころと同じ元気なからだでいるというのは、残念ながら無理なことなのですね。

そこで1章では、自分のからだが今どういう状態にあるか、確認していきます。まっすぐ立てるか、手が上がるか、肩がこり固まっていないか、腰が伸ばせるかの4つをチェック。どれも簡単なものですが、日頃から運動不足の方などは、頭の中でイメージするような動きができないかもしれません。でも、落ち込むことはありません。そんな人のために、からだをチェックしたあとに手軽にできる、ちょっとした運動をつけ加えました。これをするだけでも、全身の血流がよくなり、眠っていた筋肉を目覚めさせることができます。まずは自分のからだを知り、全身を整える運動から始めましょう!

Check 1
まっすぐ立てますか?

耳・肩・腰骨・くるぶしが一直線のラインを描くように、
何もないところでまっすぐ立ってみてください。
足を床につけ、あごは引き、目線はまっすぐです。

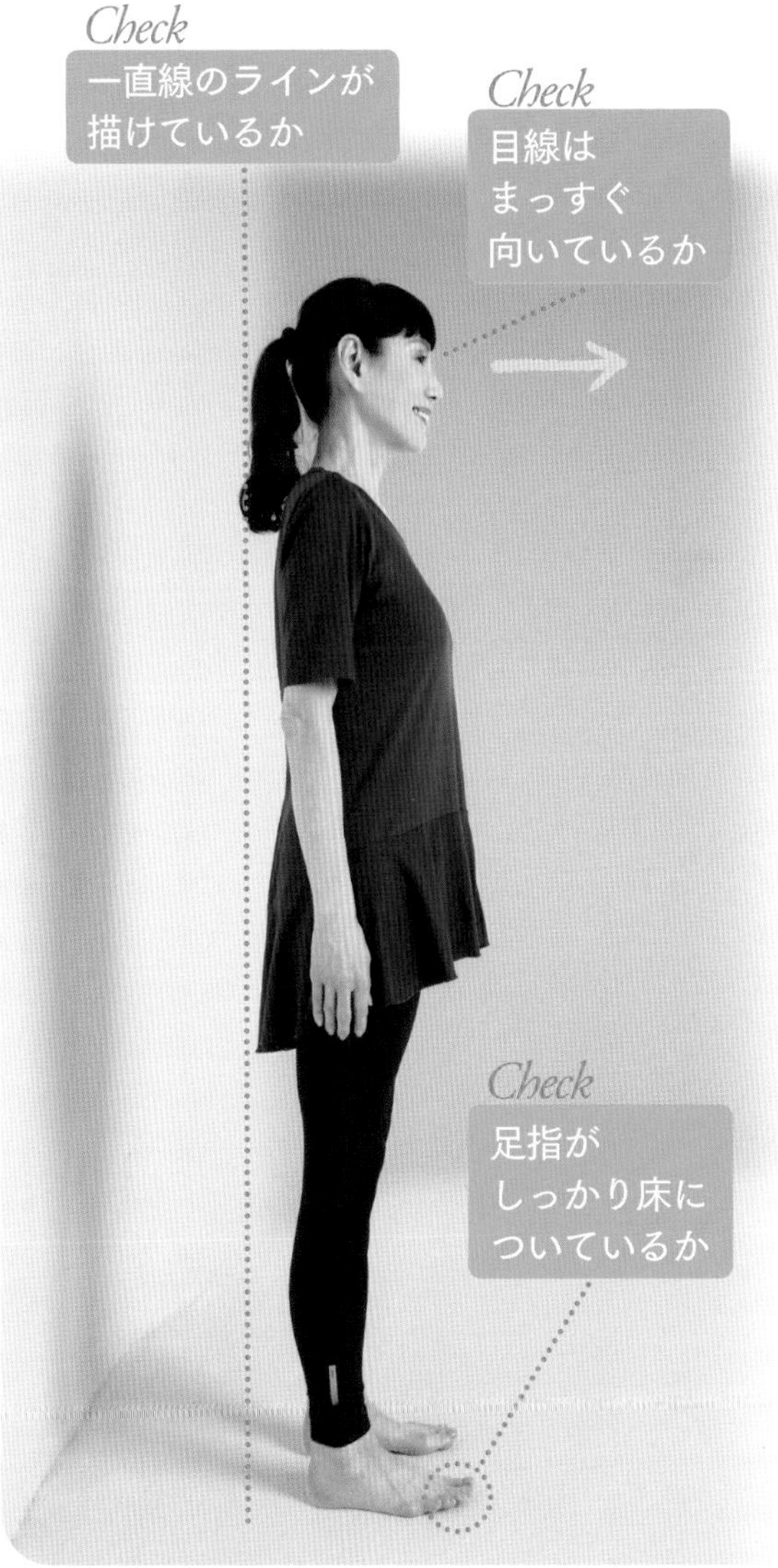
Check
一直線のラインが描けているか
Check
目線はまっすぐ向いているか
Check
足指がしっかり床についているか

できない人は……

壁を使ってみよう

足はしっかりそろえて閉じ、腕はまっすぐおろします。壁に頭、肩、お尻、かかとがつくように立ちます。これだけで全身が伸びていきます。腰は反らさないこと。

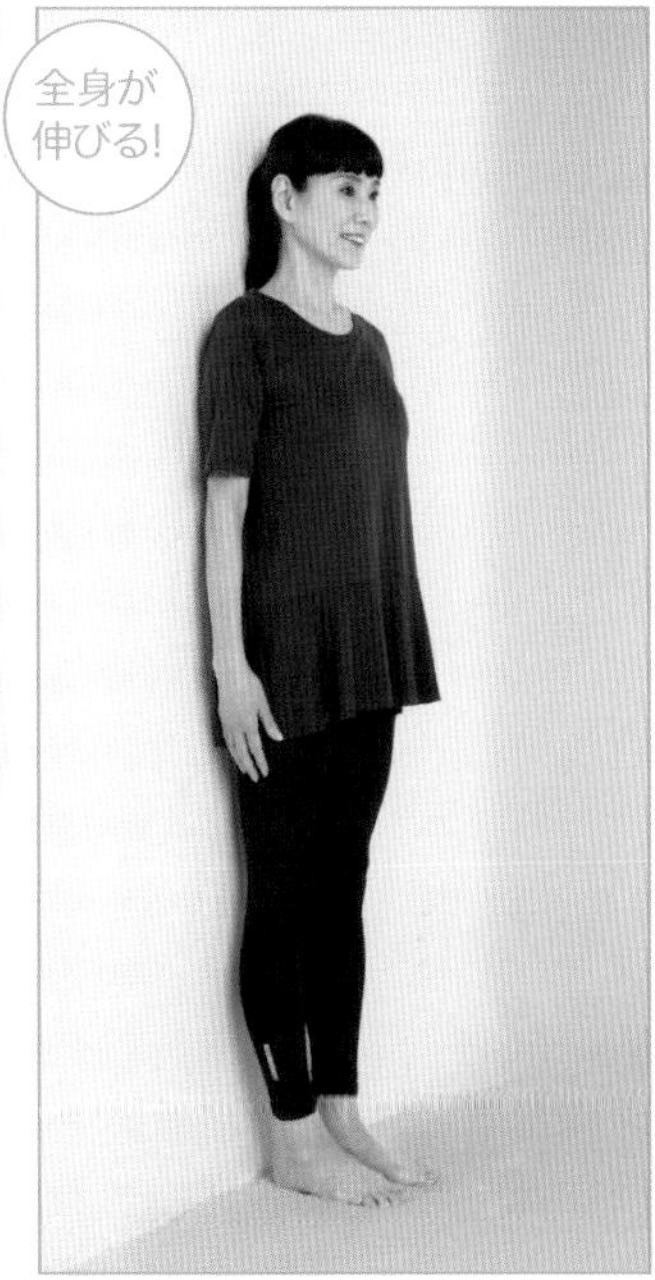
全身が伸びる!

Check 2

手はしっかり上がりますか?

**手の平を内側に向け、両腕を上げてバンザイしてみましょう。
肩甲骨は下げ、脇から伸ばす意識で上げてください。
肘と指もまっすぐ伸びているか確認を忘れずに。**

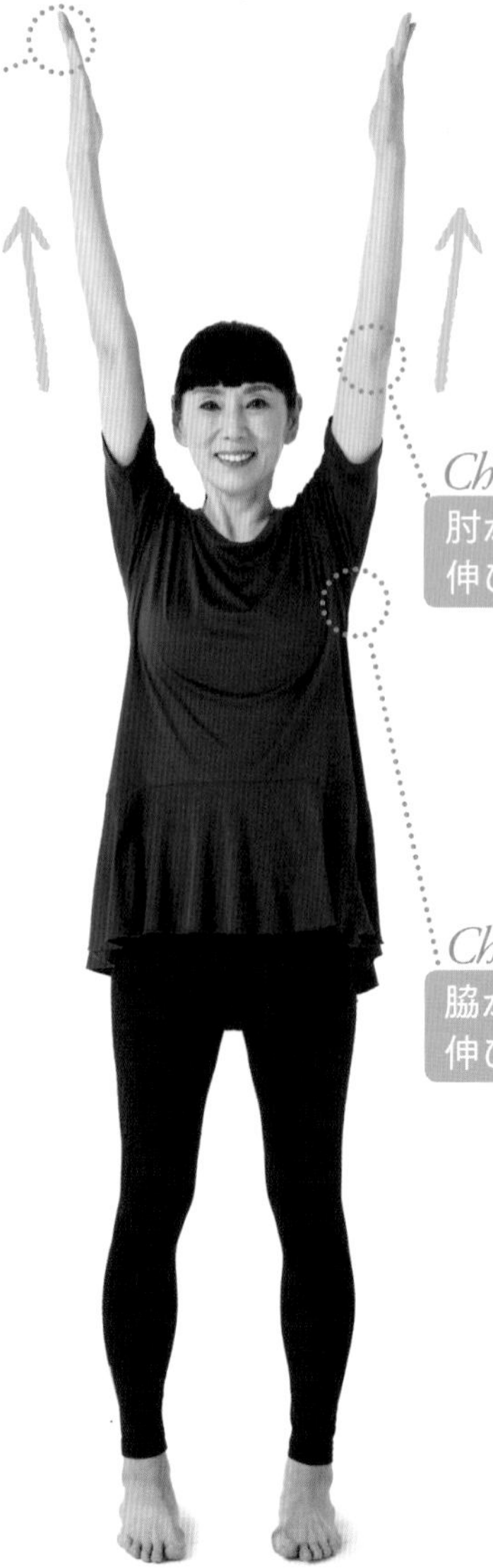

Check
指が
曲がっていないか

Check
肘がしっかり
伸びているか

Check
脇がしっかり
伸びているか

できない人は……

グーパーしてみよう

手を上げた状態で、グーパーと手を開いたり閉じたりしてください。指のグーパー運動をしているうちに毛細血管内の血液のめぐりがよくなり、腕もまっすぐ伸びるように。

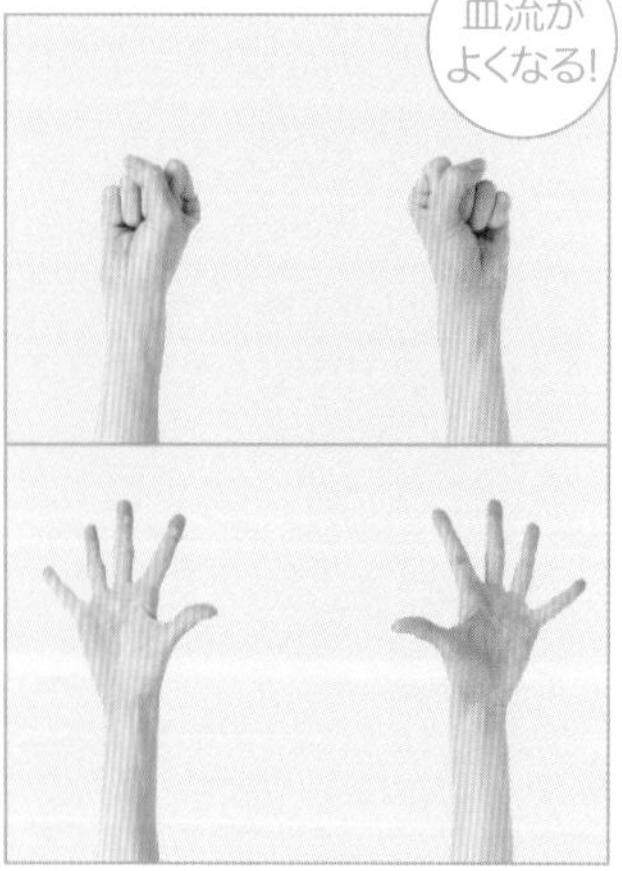

Check 3

☑ 肩甲骨がこり固まっていませんか？

**肩のラインで両肘を曲げ、思い切り胸を開いてください。
肩甲骨がどれくらい動くかチェックしましょう。
肩はいからせず、首も前に出ないように気をつけて。**

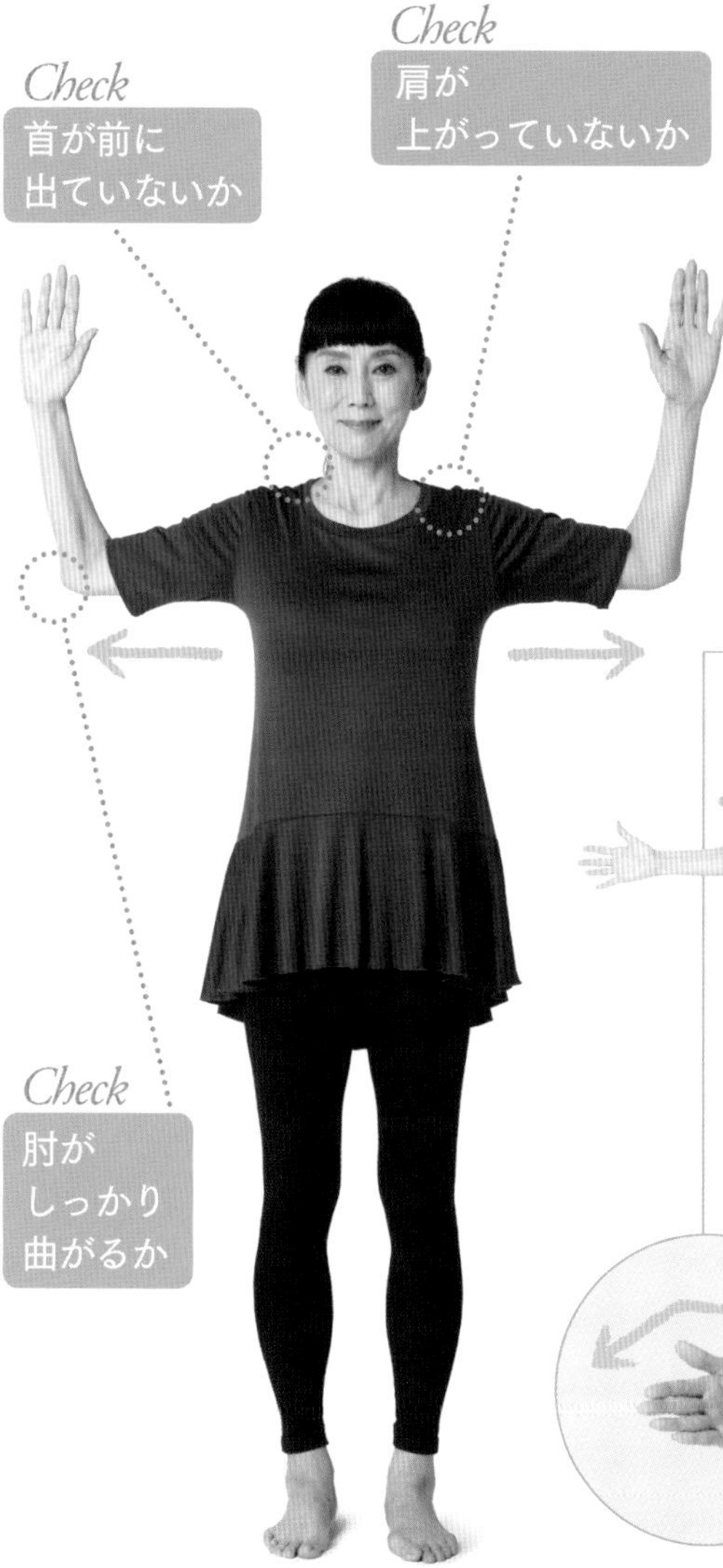
Check
首が前に出ていないか
Check
肩が上がっていないか
Check
肘がしっかり曲がるか

できない人は……

手首を回してみよう

両腕を横に伸ばしてください。手を広げたときに肩甲骨を寄せるように。そして、肩甲骨を広げるように手首を内側に曲げます（左下写真）。これにより、肩甲骨が閉じたり開いたりします。

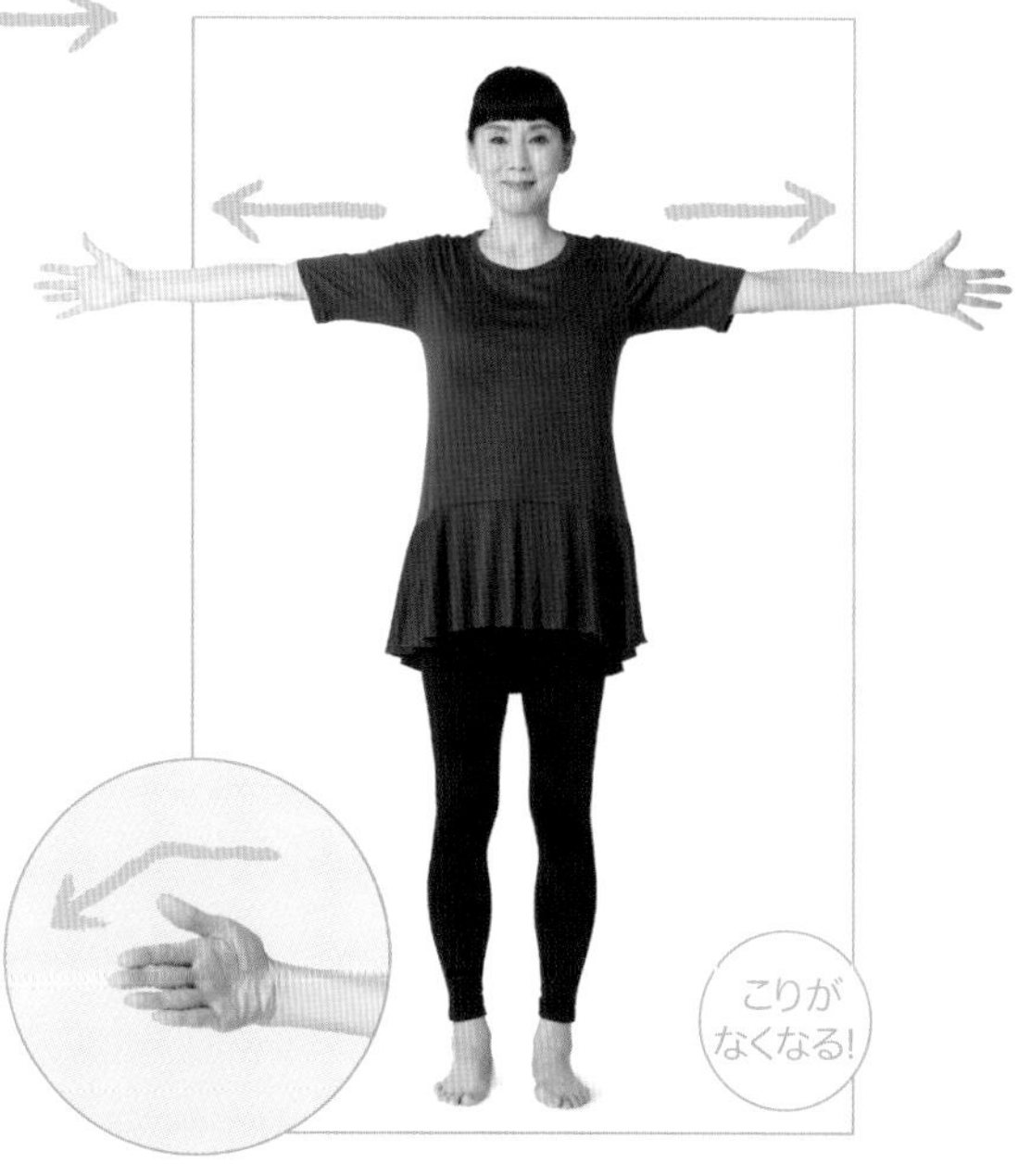
こりがなくなる!

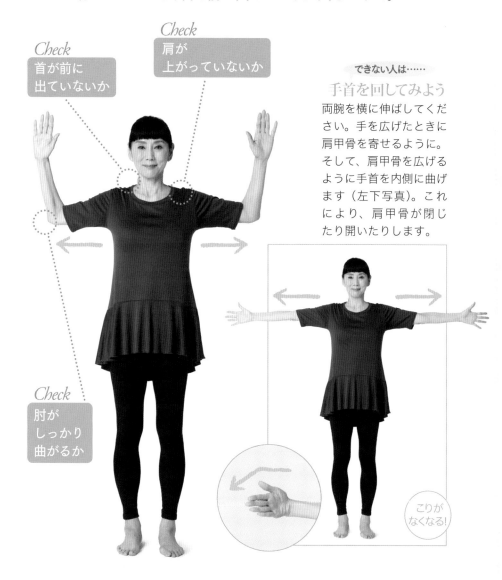

Check 4
腰がしっかり伸びますか?

**膝は伸ばし、目線は床を見て、前屈してみましょう。
腰が伸びているか、手がどこまで伸びるかの確認を。
からだチェックなので、無理せず行ってください。**

できない人は……

太腿の裏をさすってみよう

お尻から膝裏にかけて10回ほど手でさすると、これだけで筋肉を目覚めさせることが。もう一度前屈してみると、前よりラクに腰が伸びますよ。

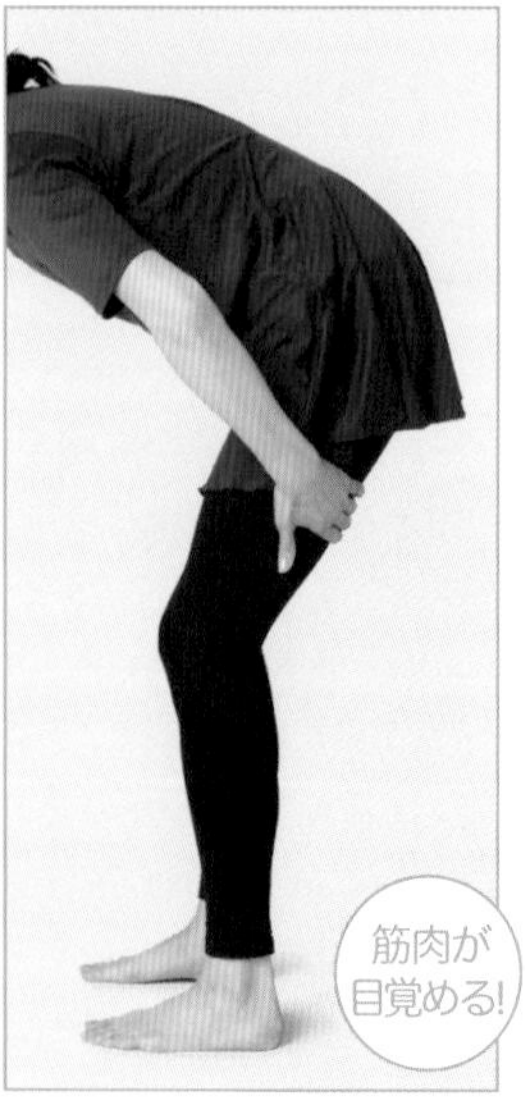
筋肉が目覚める!

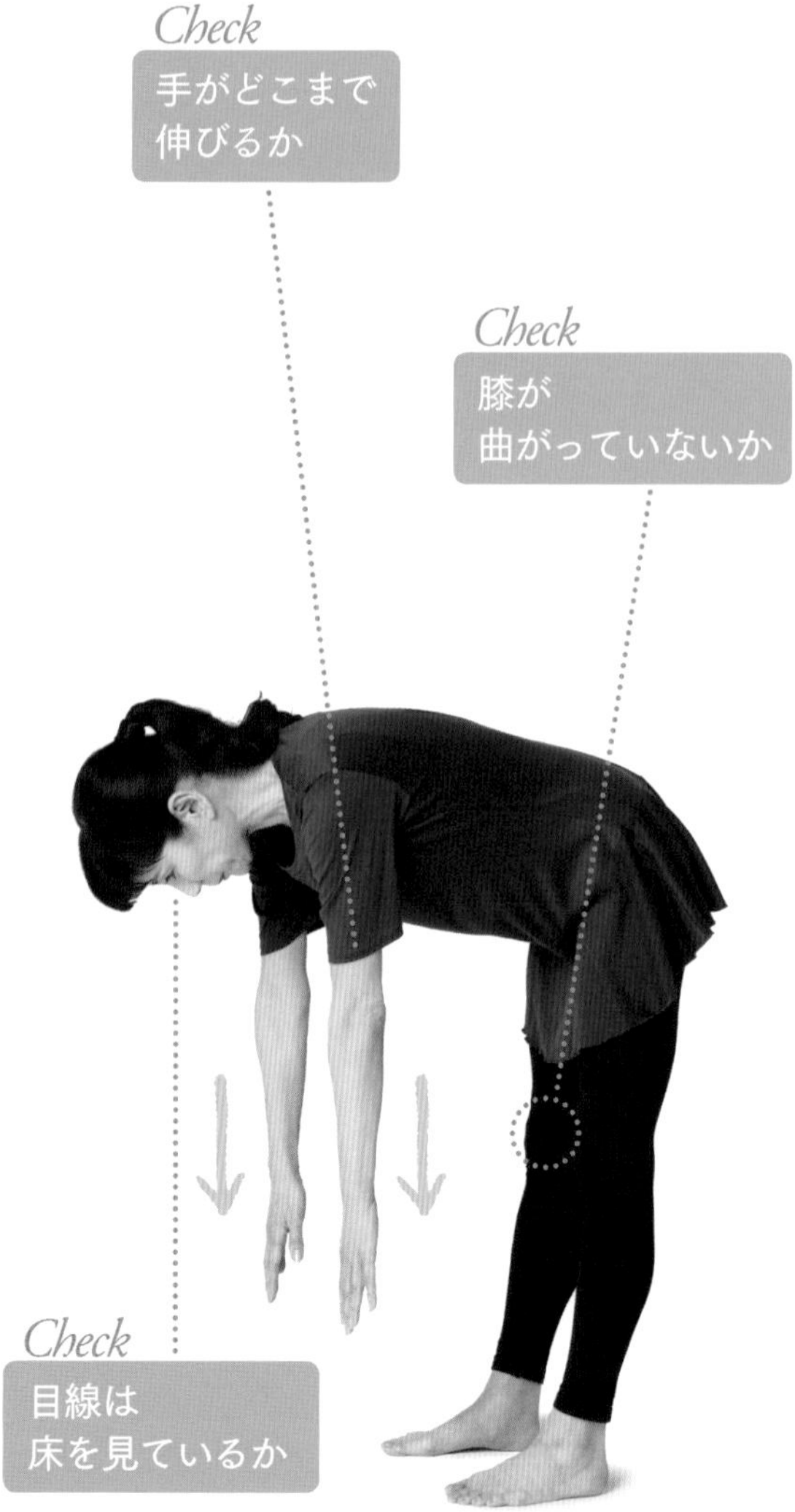
Check
手がどこまで伸びるか
Check
膝が曲がっていないか
Check
目線は床を見ているか

2章

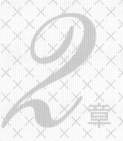

肺を強くする！

呼吸筋ストレッチ

階段の上り下りで息が切れる、
パソコン作業で息がつまるなどの症状が改善！
このメソッドを続けるうちに肺が鍛えられ、
毎日が快適に過ごせるようになります。

解説

「吸う」「吐く」筋肉を鍛えて肺機能の衰えをストップ！

東京有明医療大学学長　医学博士
本間生夫先生

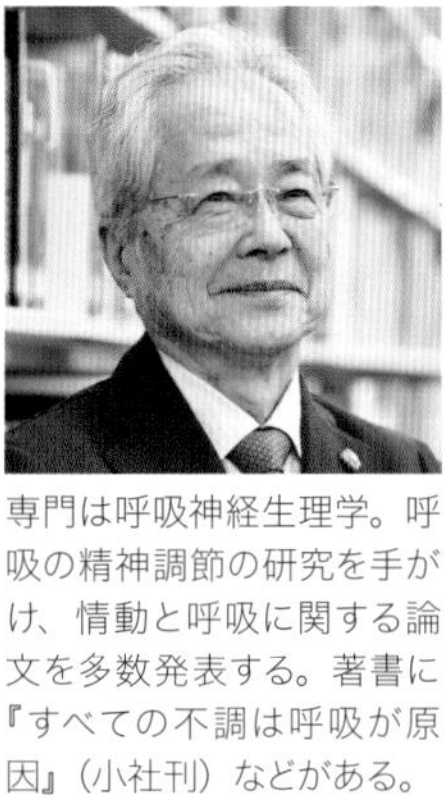

専門は呼吸神経生理学。呼吸の精神調節の研究を手がけ、情動と呼吸に関する論文を多数発表する。著書に『すべての不調は呼吸が原因』（小社刊）などがある。

人間が生きていく上で必要不可欠な「呼吸」。酸素を肺に吸い込み細胞にエネルギーを与え、二酸化炭素を肺から吐き出すことによって、人体の恒常性を保っています。しかしながら、肺は20歳から25歳頃に成熟のピークを迎え、そこから先は毎年1％ずつ機能がダウン。65歳になると、40％も肺機能が落ちてしまいます。

その原因は大きく分けて3つあります。1つ目は、老化によって肺の弾力性が落ちてしまうこと。2つ目は、肋骨や関節の動きが悪くなり、胸が硬くなってしまうこと。3つ目は、首の筋肉や肋骨の間に張っている「肋間筋《ろっかんきん》」など、肺を取り囲む「呼吸筋」が衰えること。この3つ目に着目したのが「呼吸筋ストレッチ」です。

つまり、肺や骨は自分で動かすことはできなくても、筋肉（呼吸筋）は自分の意思で動かすことができます。具体的にいうと呼吸は、息を吸うときに肺を膨らませる

「吸息筋」と、息を吐くときに肺を縮ませる「呼息筋」が連動して行われています。この「吸う」「吐く」の筋肉をバランスよく鍛えることが、肺機能の低下を食い止める唯一の方法なのです。

また、呼吸は脳の呼吸中枢の指令と呼吸筋からの情報が一致していることが重要となります。現代人はスマートフォンやパソコンなどの使いすぎにより、姿勢が前かがみになったり、ストレスが高まったりして、呼吸筋から脳へとつながる感覚神経が過剰に反応してしまい、呼吸筋が正常に働かないことがあります。それにより、息苦しさを感じてしまうわけです。「呼吸筋ストレッチ」はそういった症状を改善すべく、脳から指令を出して筋肉を収縮させる、収縮した筋肉から脳へ情報を送る、この2点に焦点を当てて作られています。

年を重ねると、特に「吐く力」が衰えます。すると肺の中に吐ききれなかった空気がたまりやすく息苦しさを感じる原因に。しかし、この「呼吸筋ストレッチ」をすることで、肺の中の空気量が減少し、息苦しさが減少するという結果も出ています。

時間がないときは全部やらなくてもかまいませんが、必ず「吐く筋肉」と「吸う筋肉」のエクササイズをワンセットで行ってください。また、このストレッチはからだの健康を保つだけでなく、不安や焦りを感じるときにも効果的です。ぜひ、起床時や就寝時の習慣にしつつ、ご自分を落ち着かせたいときにも行ってみてください。

体操を行うときのポイント

Point 1

呼吸は「鼻から4秒吸い、口から6秒吐く」

呼吸筋ストレッチにおいてなによりも大事なことは、鼻からゆっくり吸い、口からゆっくり吐くこと。リズムは「4秒吸い、6秒吐く」です。

Point 2

メリハリを大切に

「筋肉を伸ばし、縮める」意識で行いましょう。筋肉をストレッチしたまま力を入れる動きを繰り返すと弾力性がアップし、柔らかい筋肉に。

Point 3

無理はしない

力を入れすぎたり、負担のかかる姿勢で行ったりすると、からだに負荷が。無理なく行ってください。座って行ってもOKです。

「基本の姿勢」

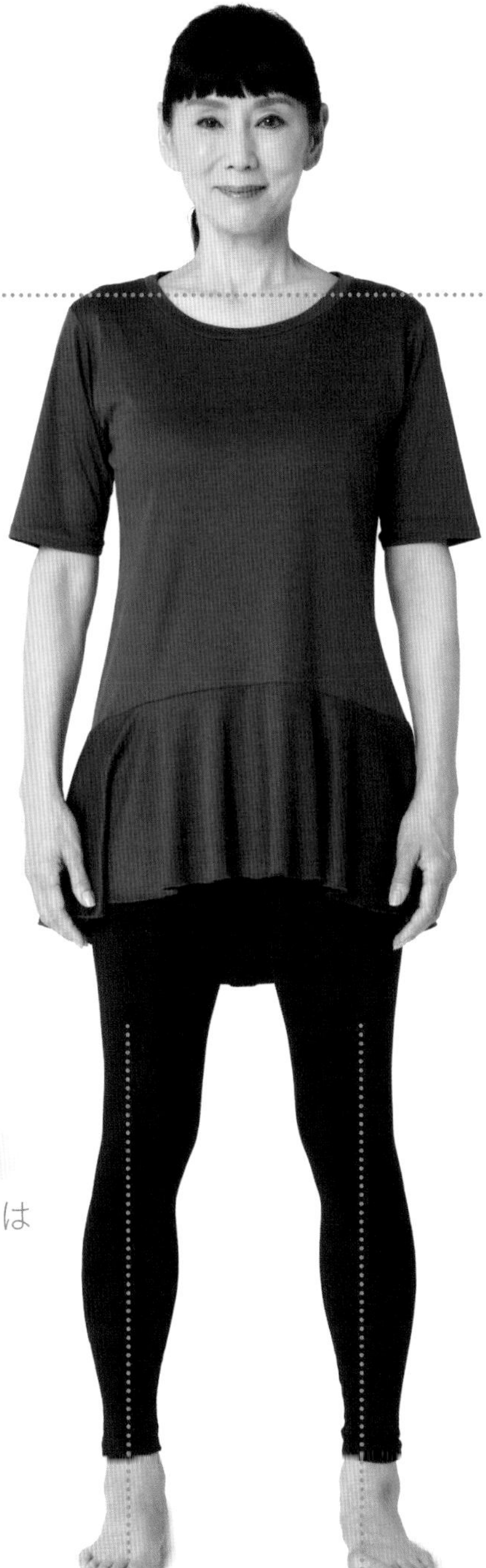

Rule
肩は水平に

Rule
膝とつま先は
正面を向く

Rule
両足を
肩幅程度に開き、
背筋を伸ばす

1 肩のストレッチ1

10 count

吸う筋肉

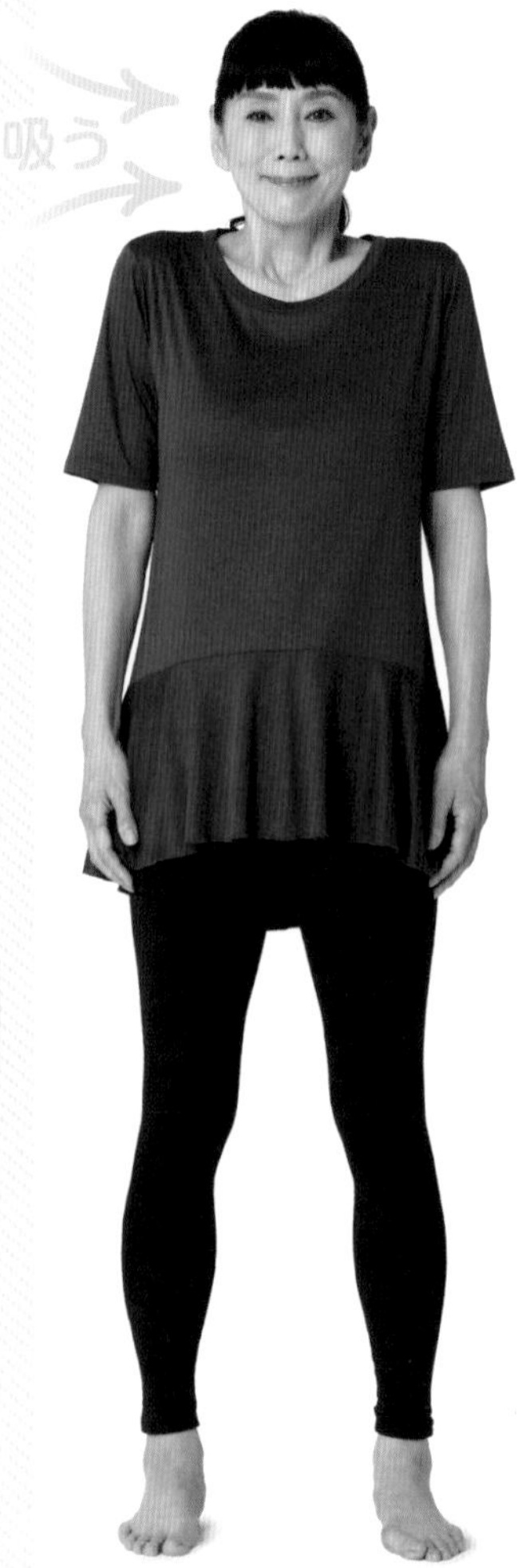

❶肩を上げながら息を吸いあげる

両足を肩幅に開き、背筋を伸ばしてまっすぐ立ちます。鼻から4秒息を吸いながら、両肩をゆっくり上げていきます。

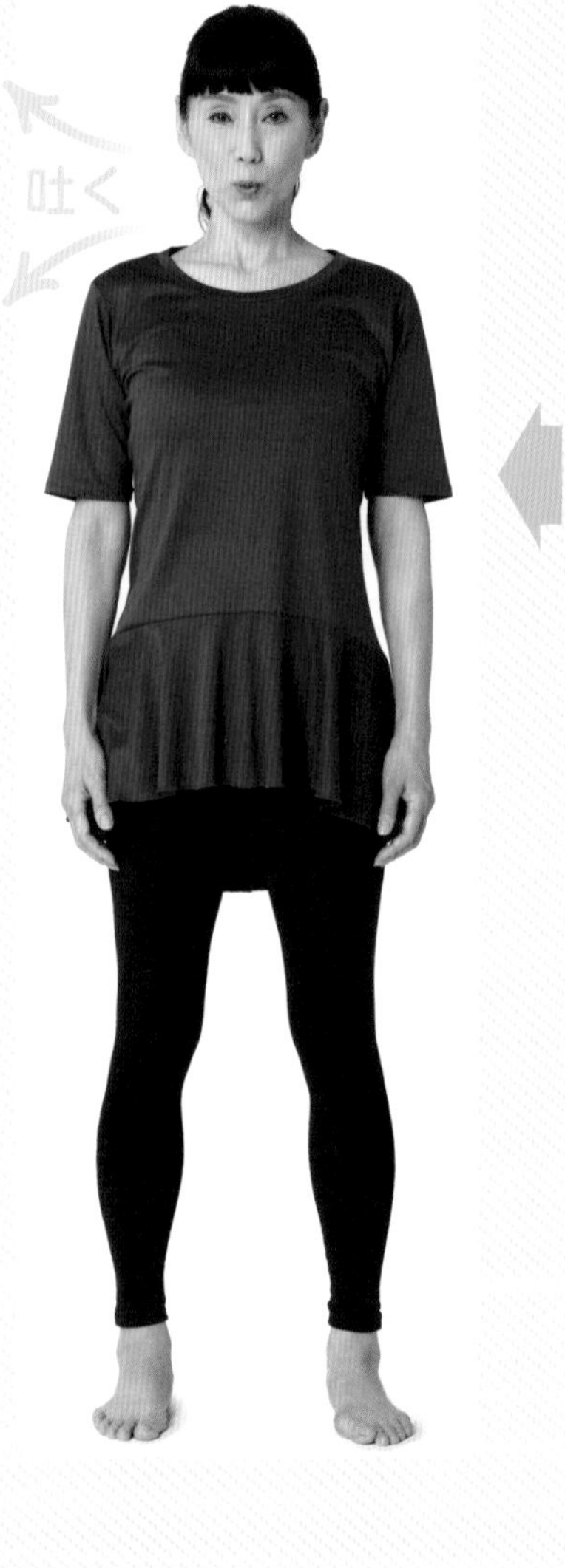

❷肩を下げながら息を吐きだす

口から6秒息を吐きながら両肩をゆっくりおろしていきます。体が前に傾かないように気をつけてください。

2 肩のストレッチ2

10 count

吸う筋肉と吐く筋肉

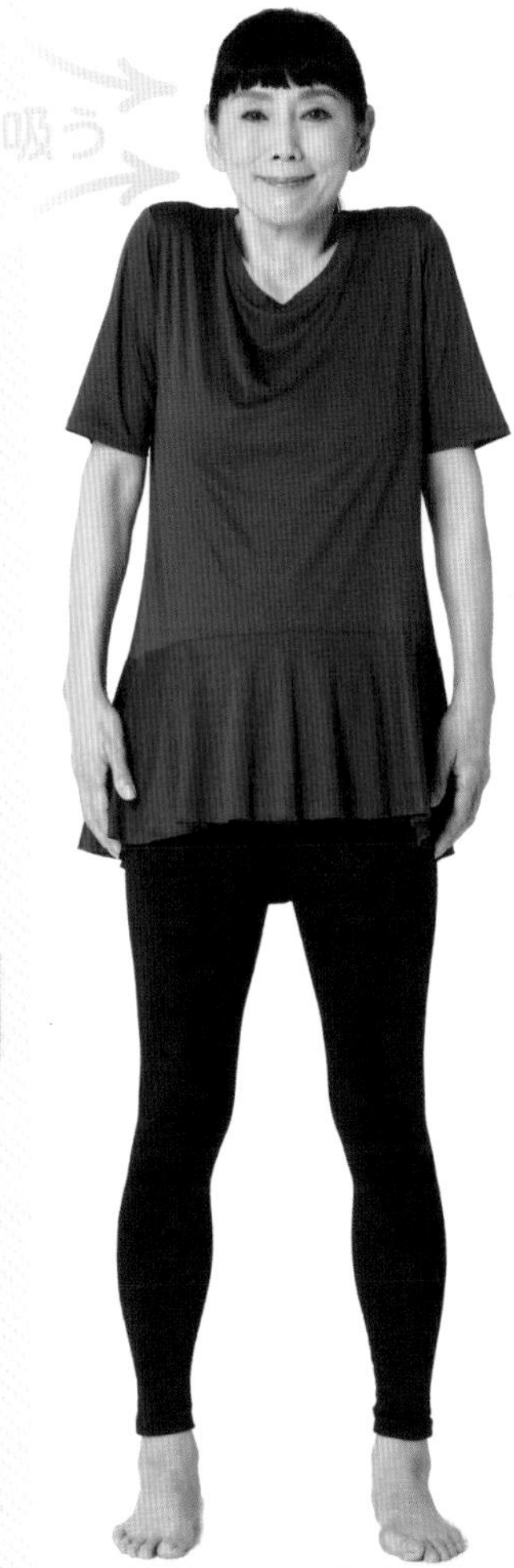

❶肩を前から回し上げながら息を吸いあげる

両足を肩幅に開き、まっすぐ立ちます。鼻から4秒息を吸いながら、両肩をゆっくり前から回して上げていきます。

❷肩を回しながら息を吐きだす

口から6秒息を吐きながら、肩を後ろに回してゆっくりおろします。吐くときに肩甲骨を寄せて胸をグッと開くこと。

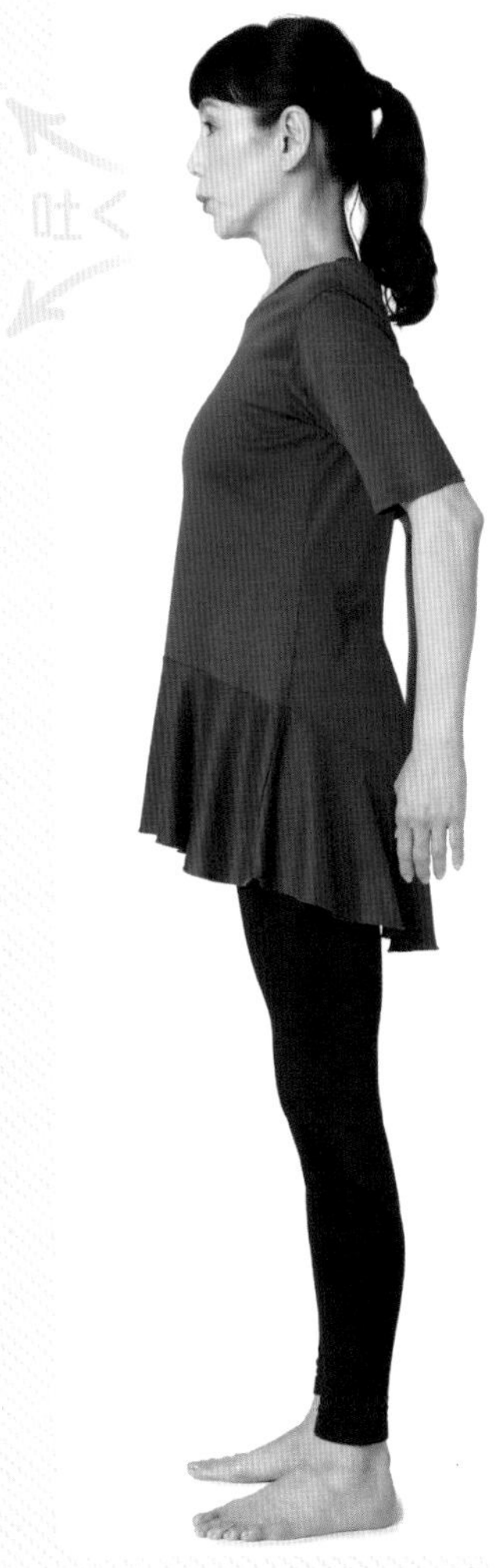

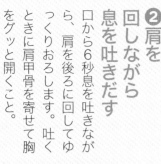

3 首のストレッチ1

10 count

吸う筋肉

❶首を回しながら息を吸いあげる

両足を肩幅に開いてまっすぐ立ち、鼻から4秒息を吸いながら、首を横に回します。このとき肩は前に出さないように。

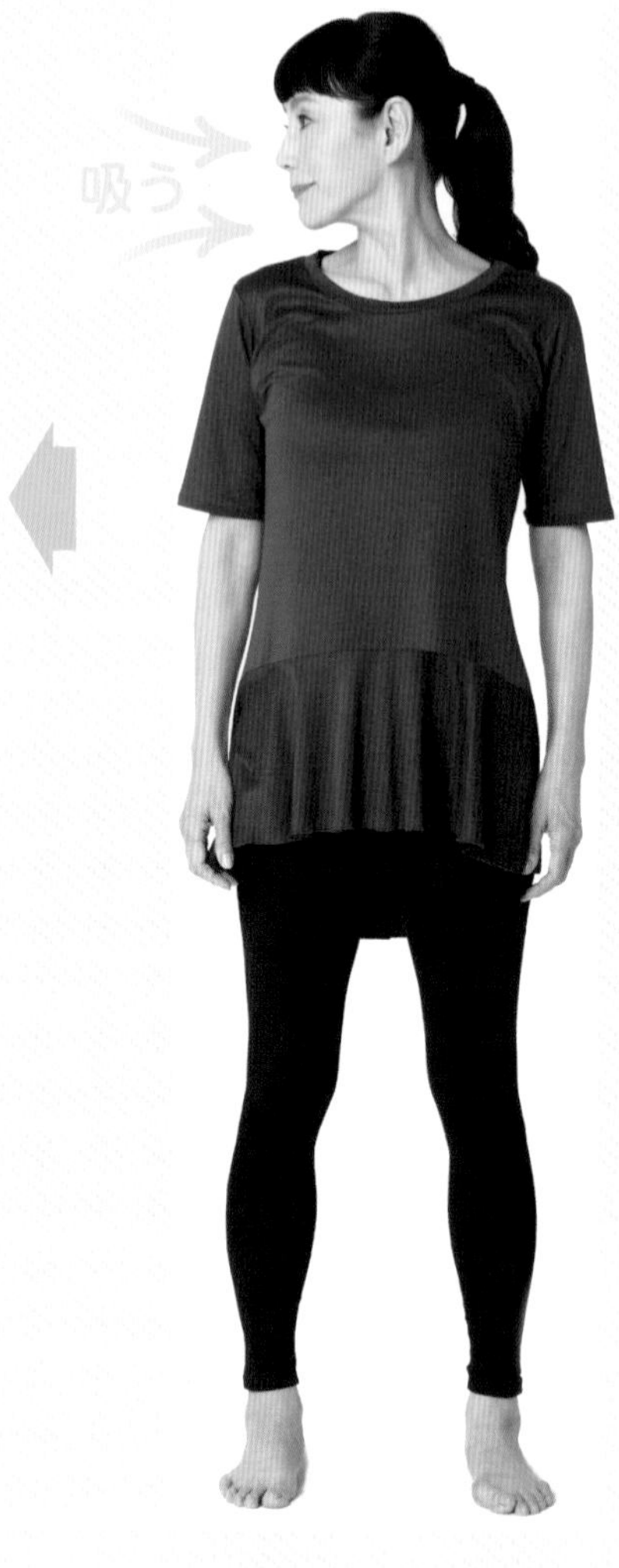

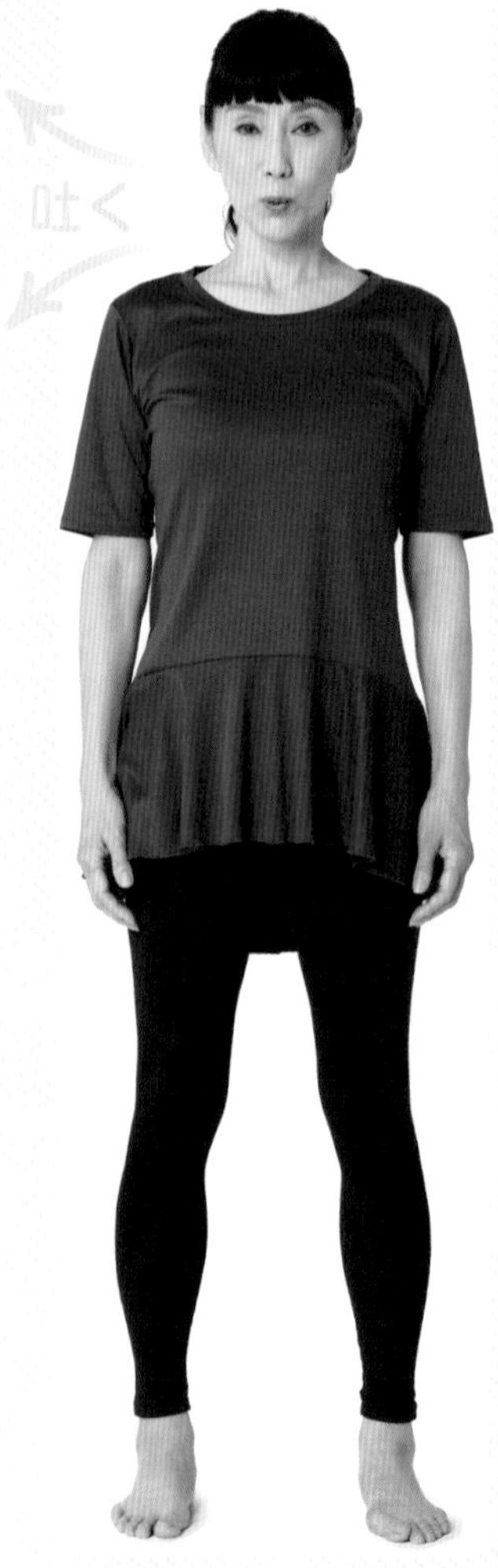

❷首を戻しながら息を吐きだす

口から6秒息を吐きながら、首をゆっくりもとに戻します。反対側も同様に①〜②の動きを行います。

4 首のストレッチ2

10 count

吸う筋肉

❶首を曲げながら息を吸いあげる

両足を肩幅に開いてまっすぐ立ち、片手を頭にのせます。鼻から4秒息を吸いながら、首をゆっくり横に曲げます。

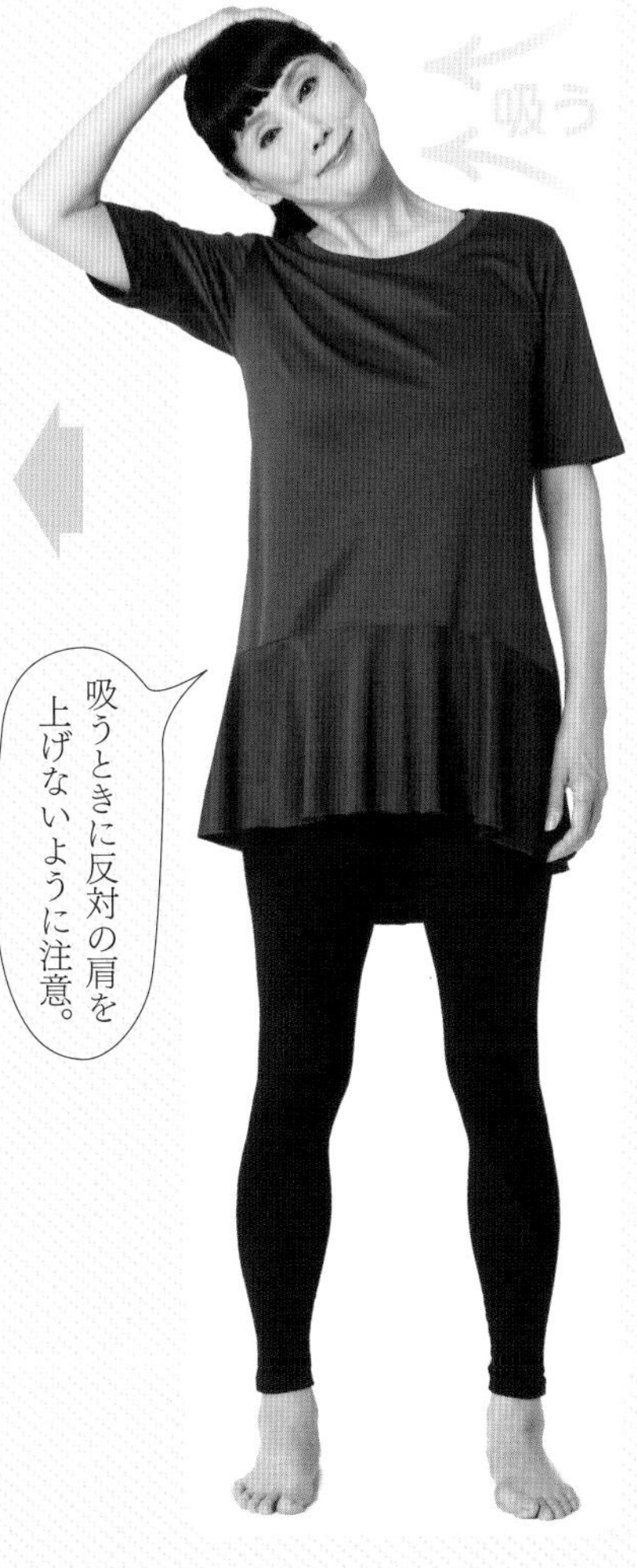

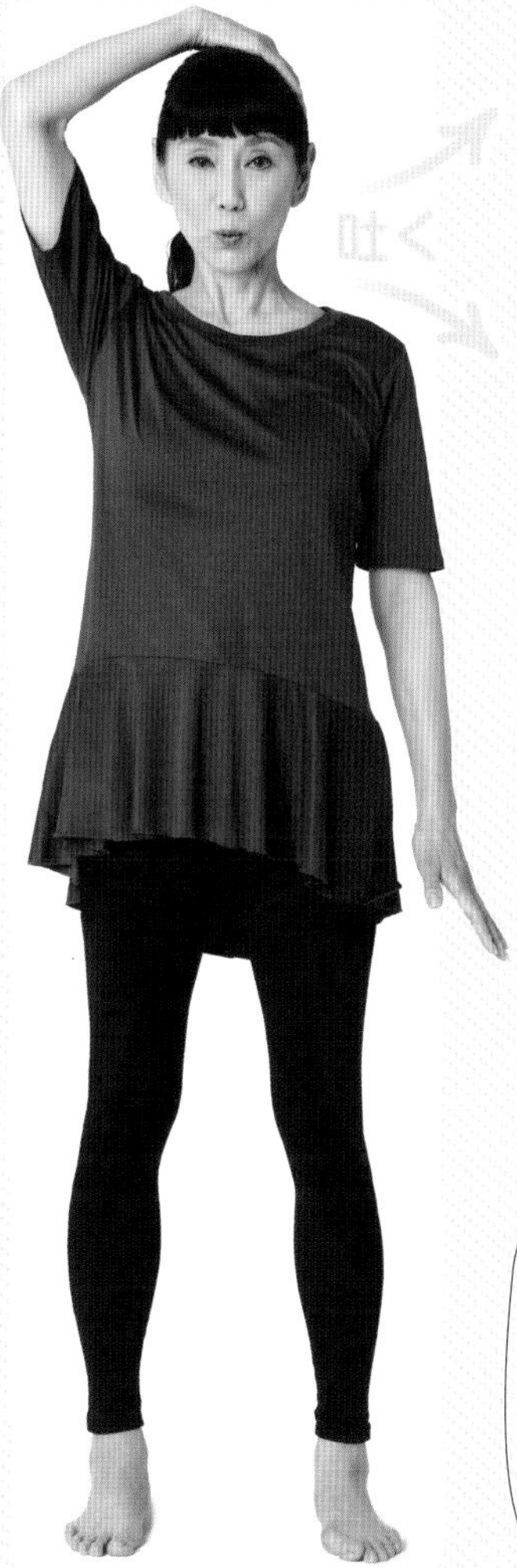

吸うときに反対の肩を上げないように注意。

❷首を戻しながら息を吐きだす

口から6秒息を吐きながら、首と手をゆっくりもとに戻します。反対側も同様に①～②の動きを行います。

5

首のストレッチ3

10 count

吸う筋肉

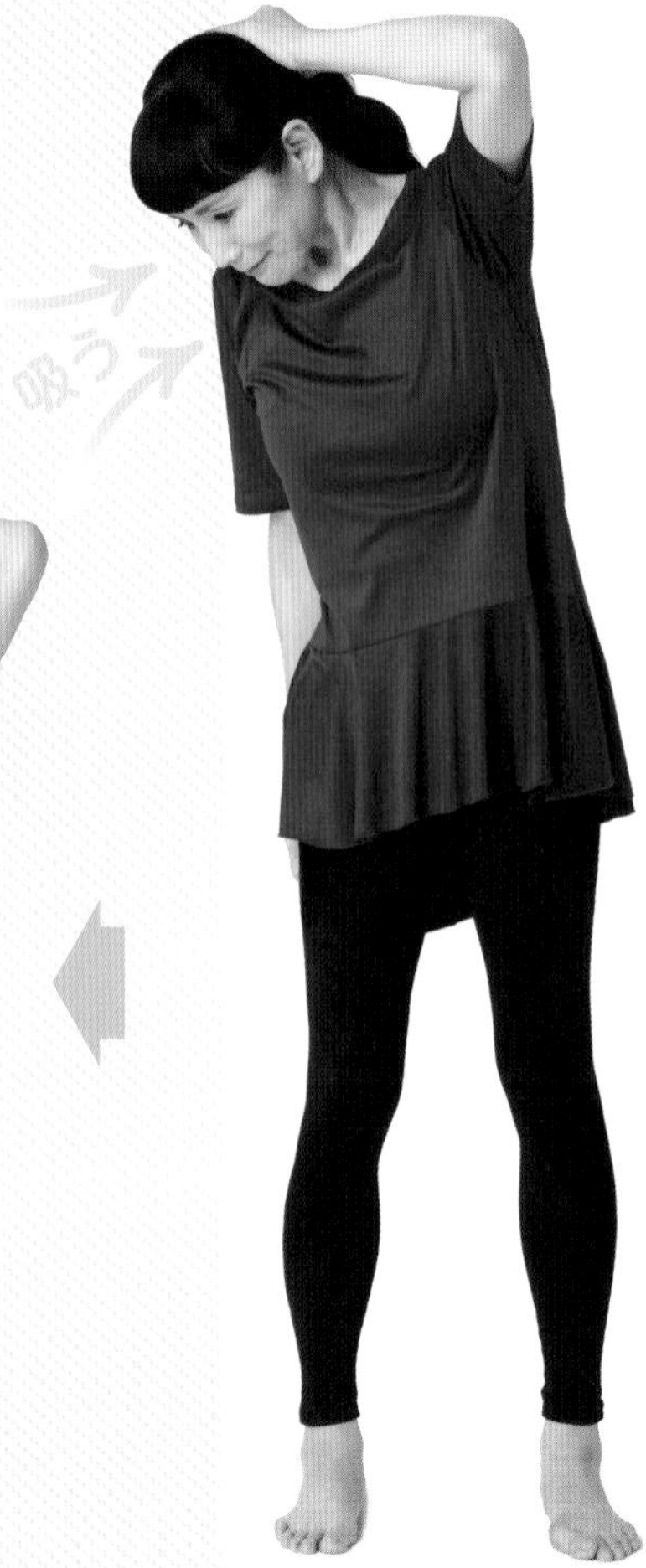

❶首を斜め下に曲げながら息を吸いあげる

両足を肩幅に開いて立ち、片手を頭の後ろへ。鼻から4秒息を吸いながら、首を斜め下に曲げます。

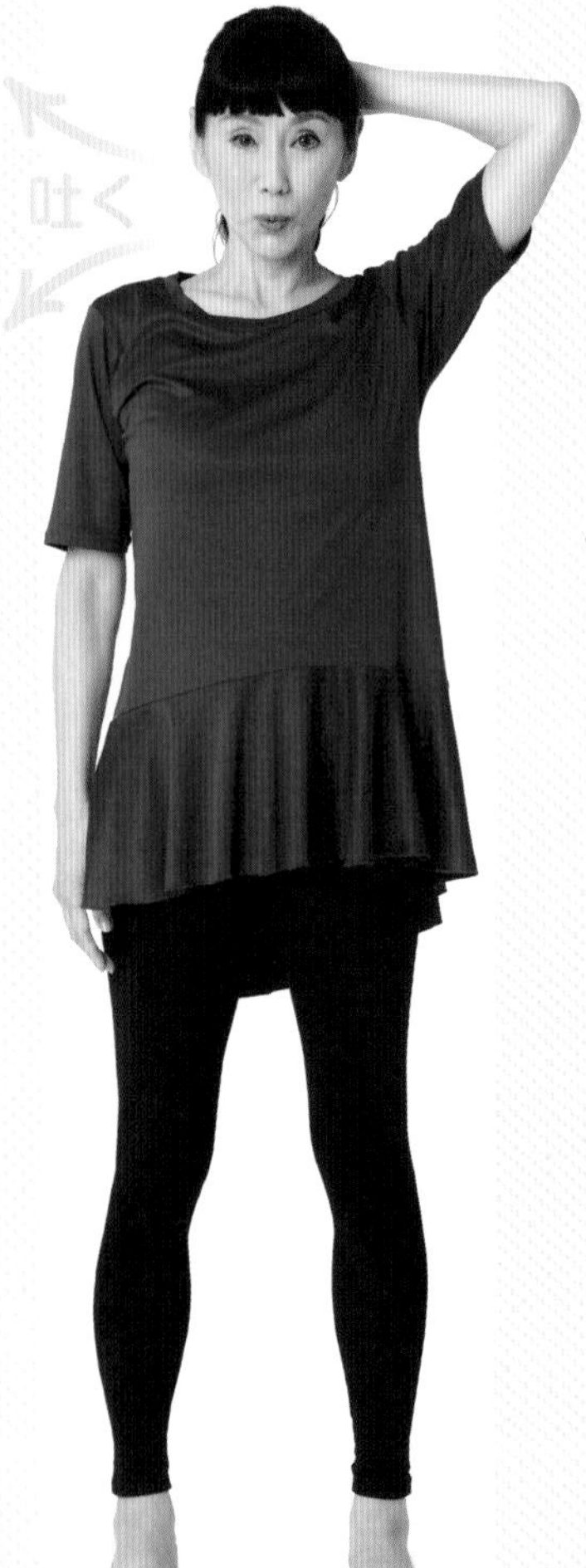

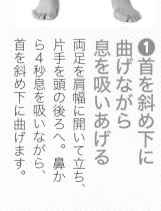

❷首を戻しながら息を吐きだす

口から6秒息を吐きながら、首をもとに戻します。反対側も同様に①～②の動きを行います。

6 首のストレッチ4

10 count

吸う筋肉

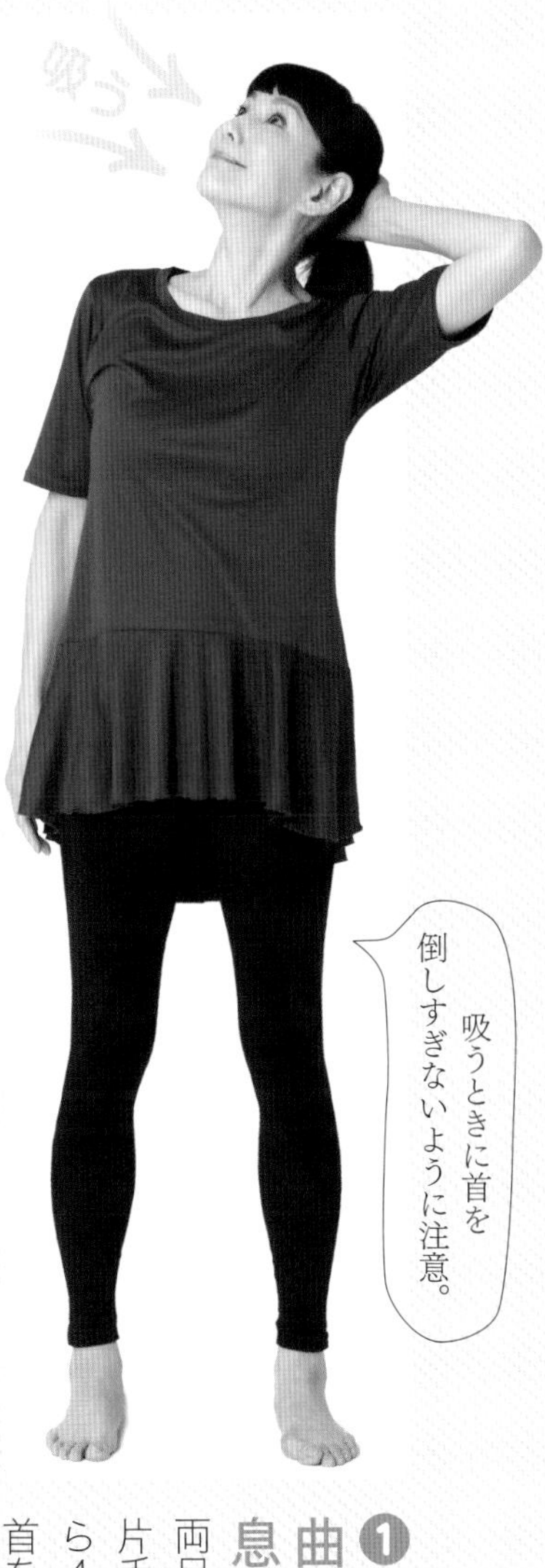

❶首を斜め上に曲げながら息を吸いあげる

両足を肩幅に開いて立ち、片手を頭の後ろへ。鼻から4秒息を吸いながら、首を斜め上に曲げます。

吸うときに首を倒しすぎないように注意。

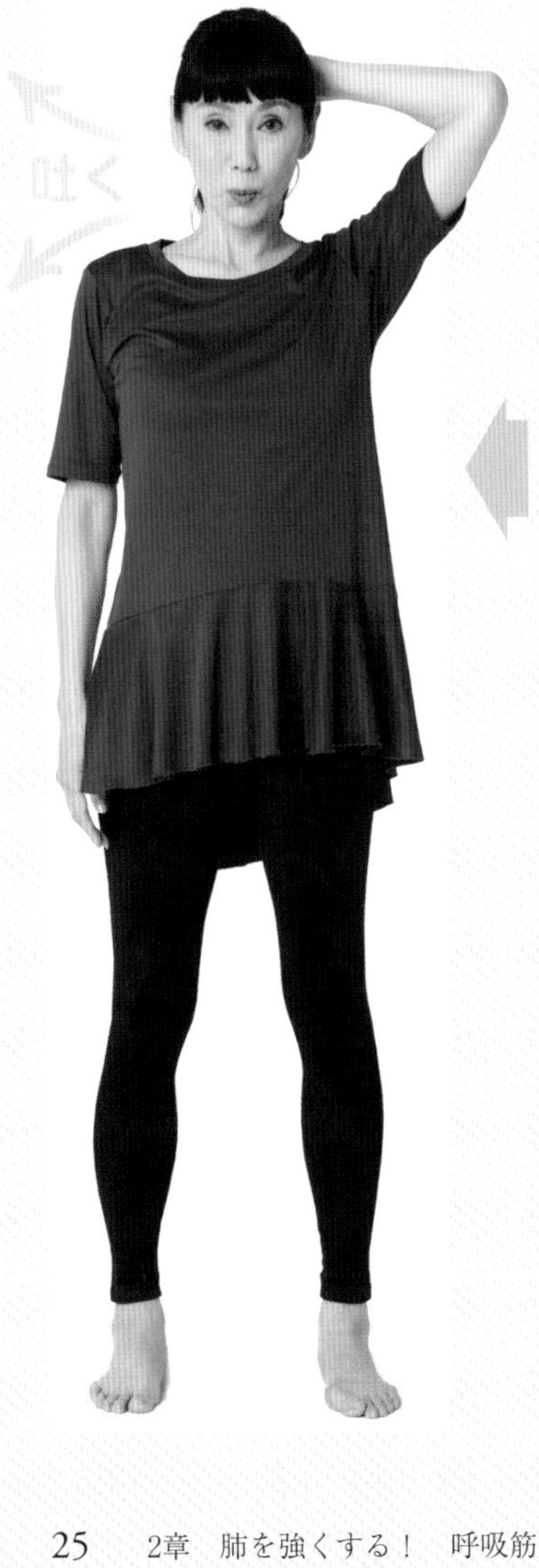

❷首を戻しながら息を吐きだす

口から6秒息を吐きながら、首をもとに戻します。反対側も同様に①~②の動きを行います。

7 胸のストレッチ

10 count

吸う筋肉

❶胸元の筋肉を押しながら息を吸いあげる

両手を胸に置き、胸の筋肉を押し下げて鼻から4秒息を吸います。首は伸ばし顎を少し突き出して。

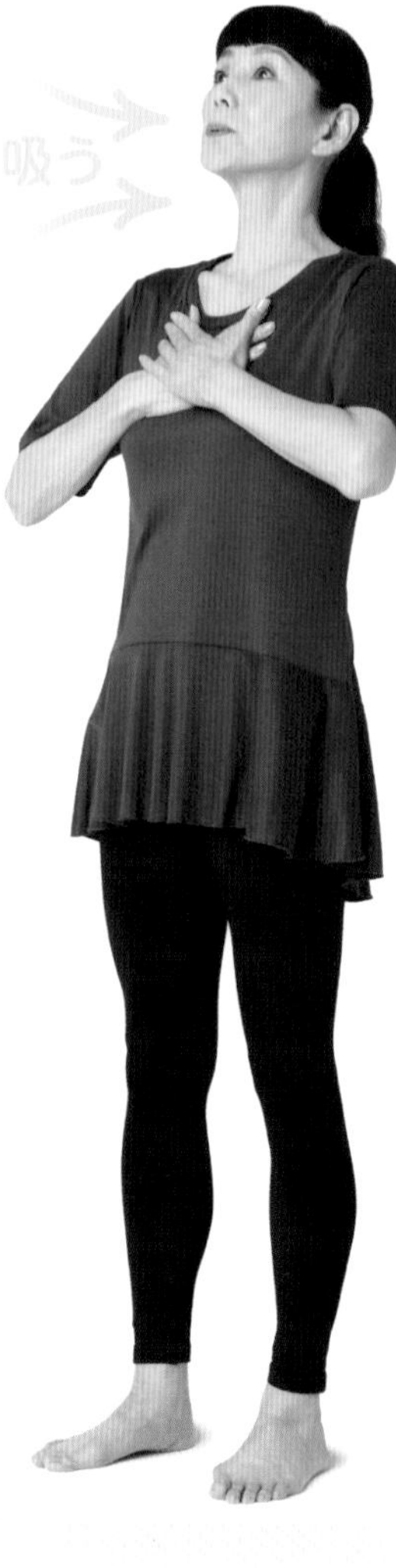

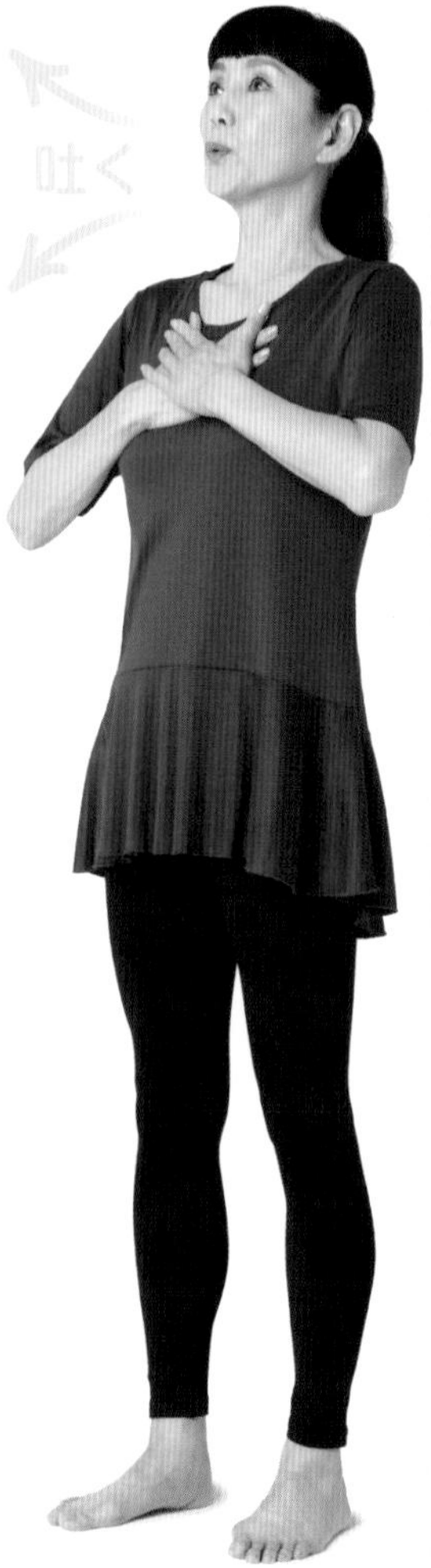

❷顔を正面に戻しながら息を吐きだす

口から6秒息を吐きながら、顔を正面に戻します。からだが反らないように、まっすぐ立って行うこと。

8 体幹のストレッチ

10 count

吐く筋肉

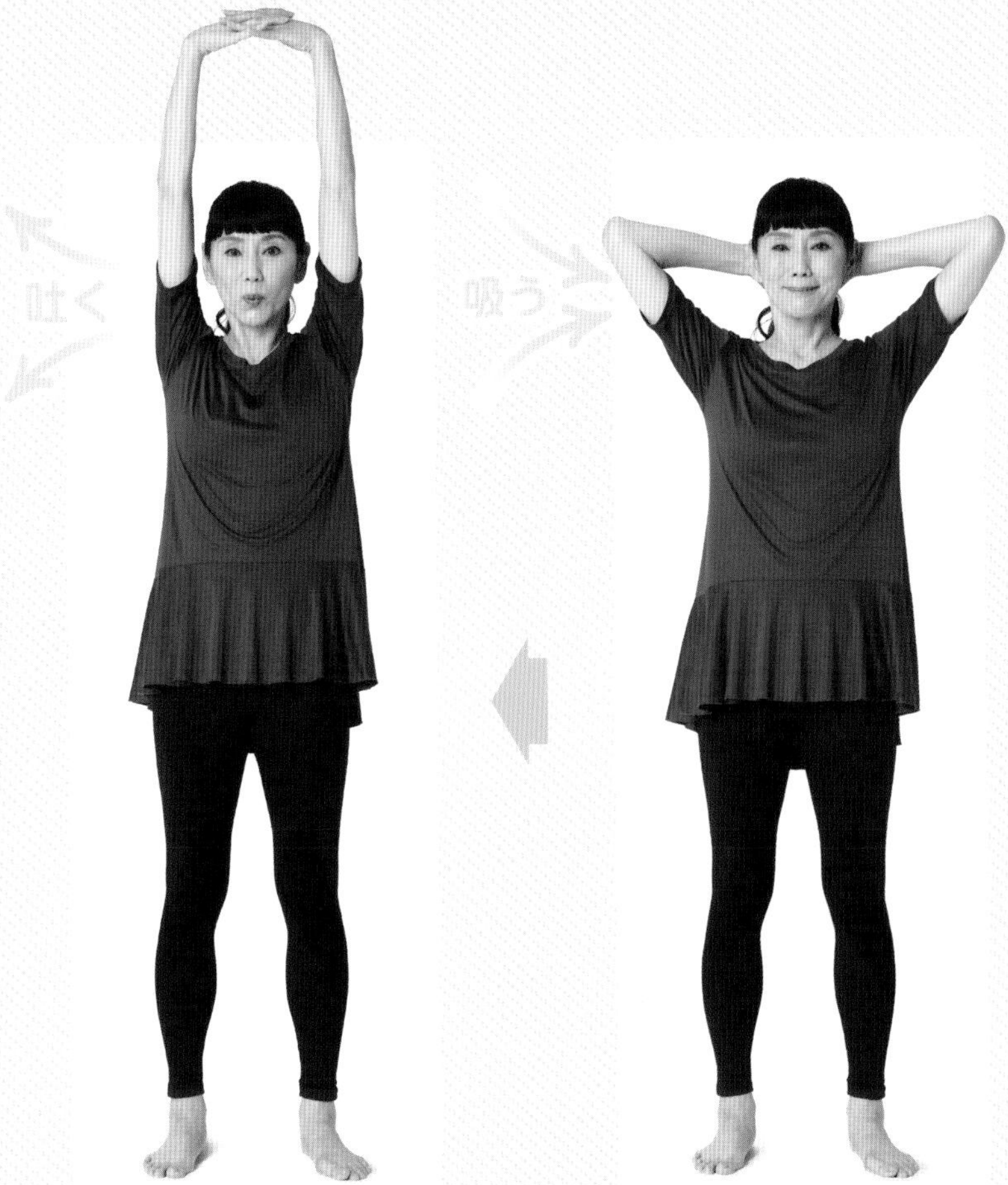

❶両手を頭にあてて息を吸いあげる

両足を肩幅に開いてまっすぐ立ち、手を頭の後ろで組み、鼻から4秒息を吸います。かかとはしっかり床につけて。

❷両手を上げながら息を吐きだす

口から6秒息を吐きながら、背伸びしていきます。手の甲を上に向けて、肘はできるだけしっかり伸ばしましょう。

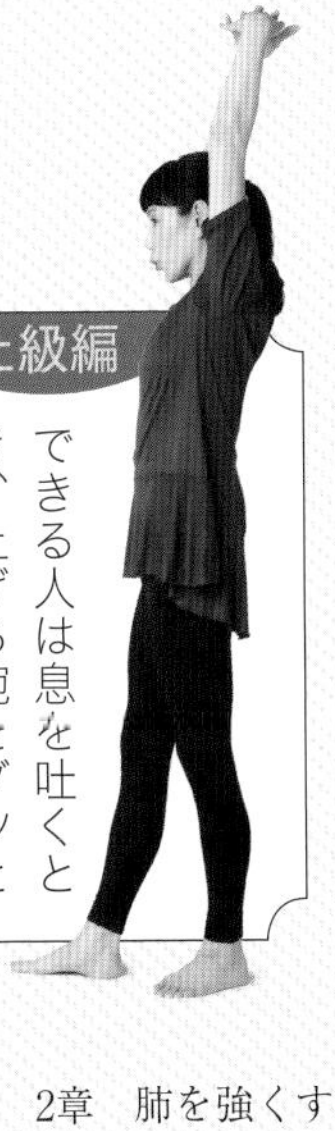

上級編

できる人は息を吐くとき、上げる腕をグッと後ろに引きましょう。

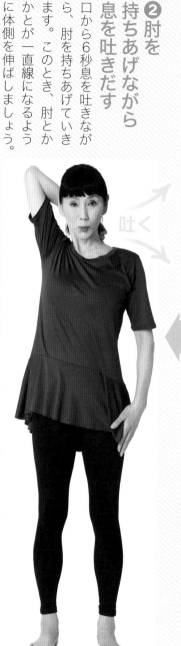

9 腹部・体側のストレッチ

10 count

吐く筋肉

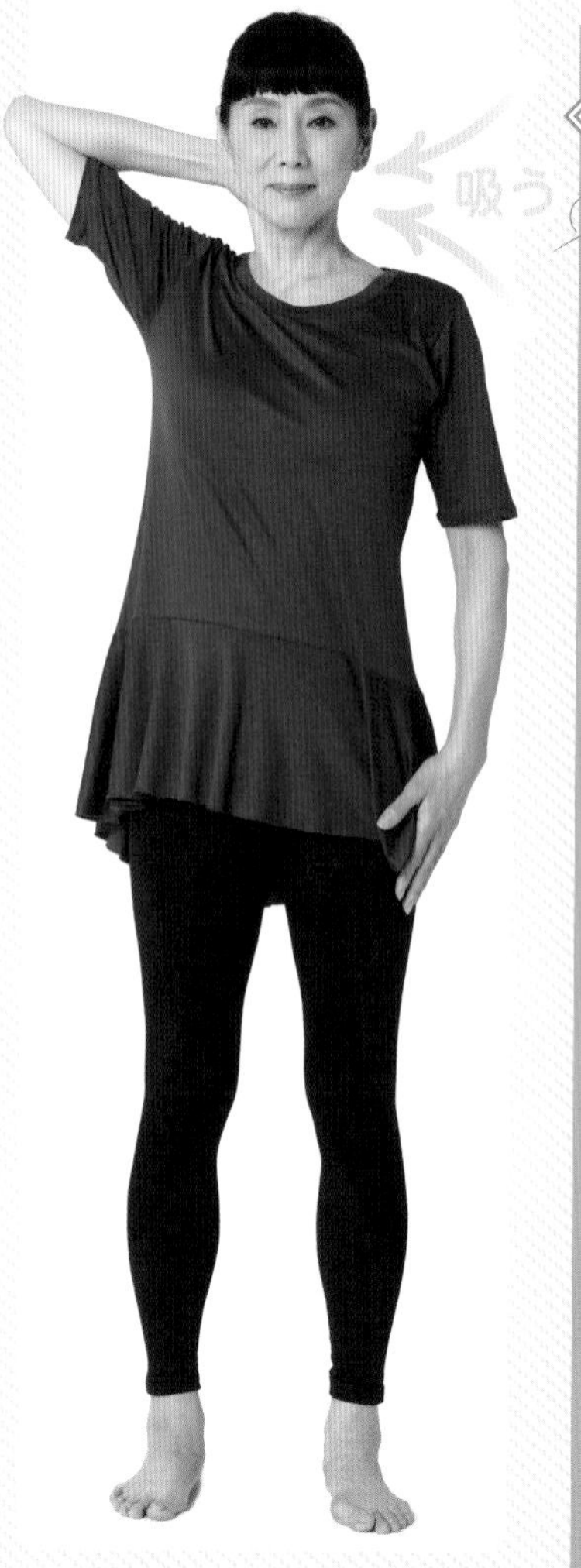

❶手を頭にあてて息を吸いあげる

肘が顔の真横にくるように片手を頭の後ろにあて、鼻から4秒息を吸います。かかとは床につけ、足が浮かないように行います。

❷肘を持ちあげながら息を吐きだす

口から6秒息を吐きながら、肘を持ちあげていきます。このとき、肘とかかとが一直線になるように体側を伸ばしましょう。

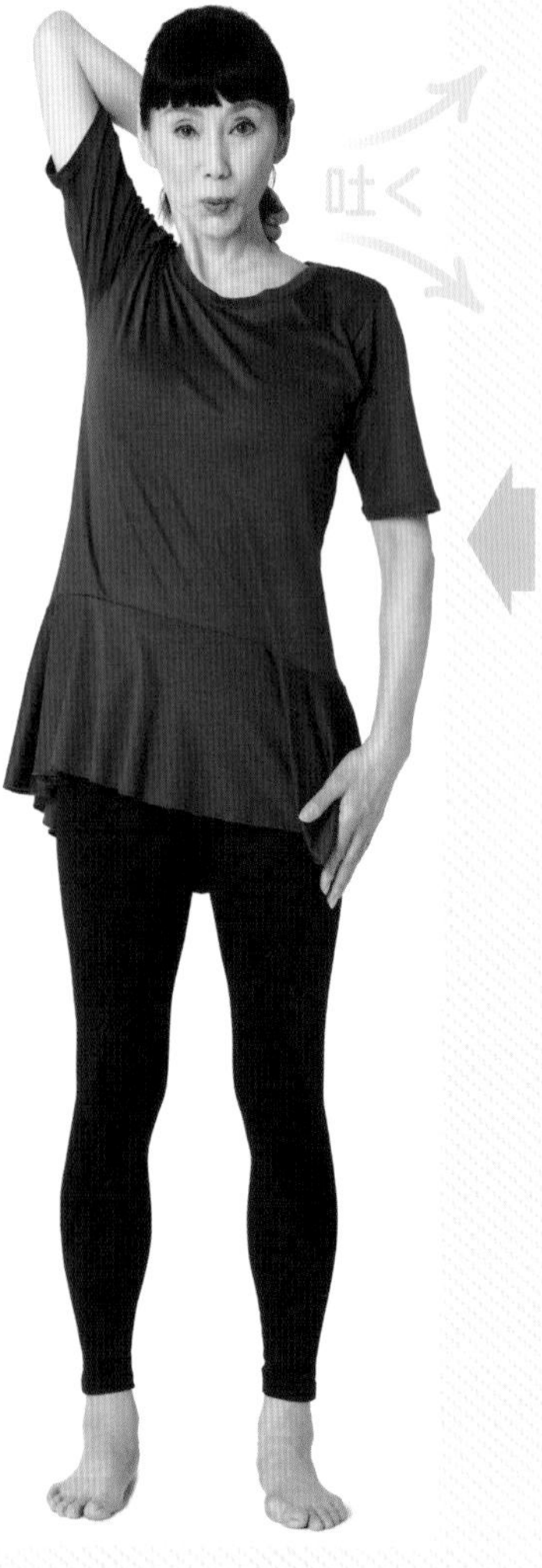

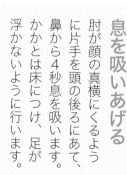

10 胸壁のストレッチ

10 count

吐く筋肉

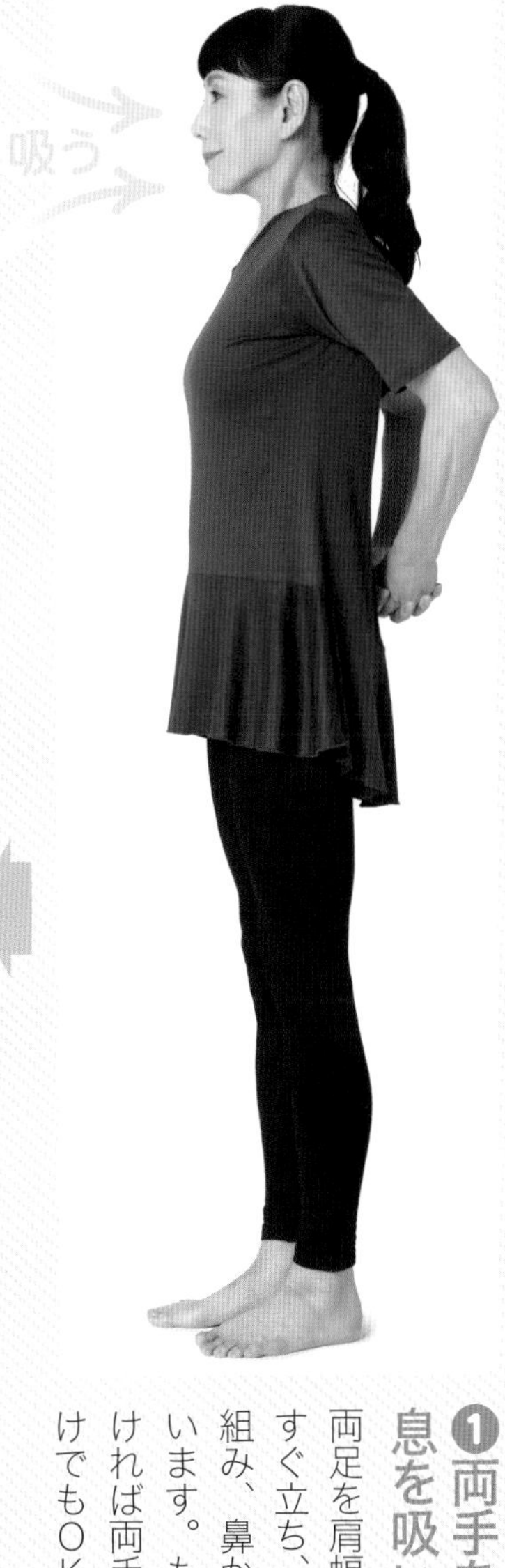

❶両手を組み息を吸いあげる

両足を肩幅に開いてまっすぐ立ち、両手を後ろで組み、鼻から4秒息を吸います。もし手が組めなければ両手を近づけるだけでもOKです。

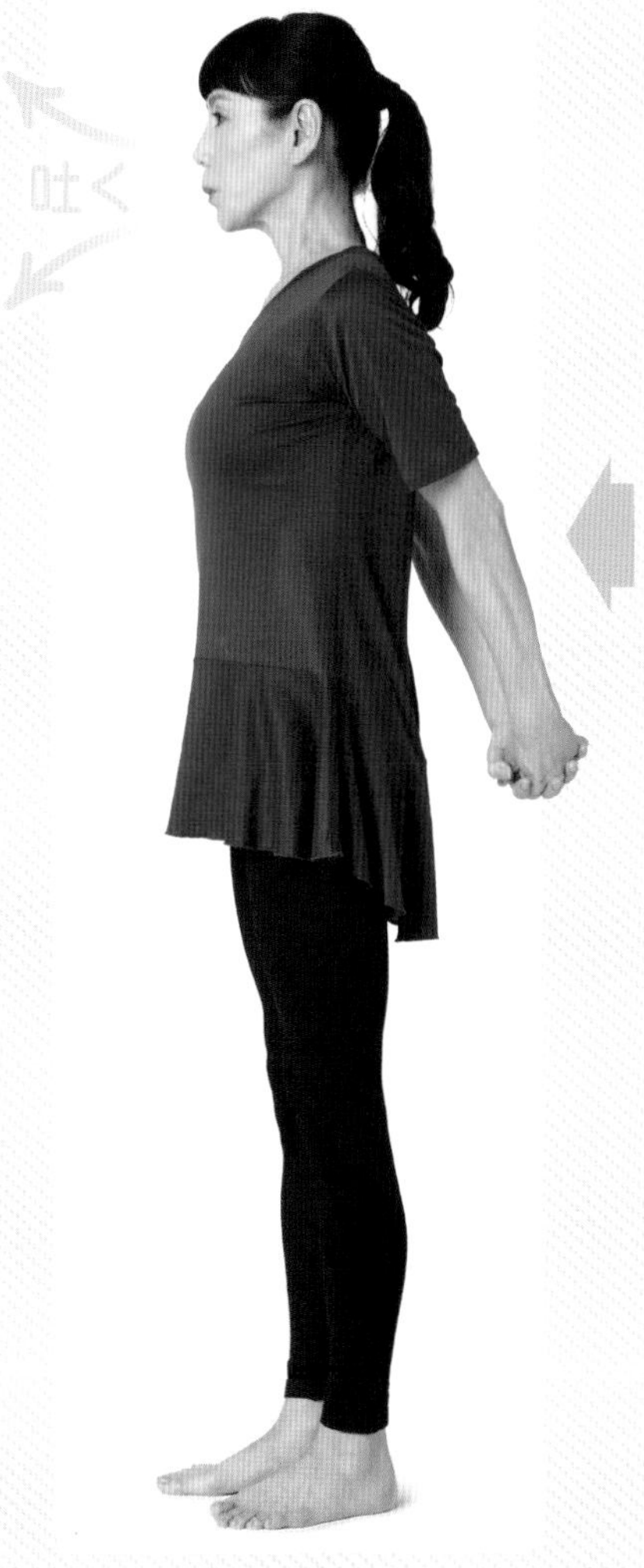

❷両腕を伸ばしながら息を吐きだす

口から6秒息を吐きながら、両腕を後ろに伸ばします。左右の肩甲骨が閉じるように胸を張って。

11 背中・胸のストレッチ

10 count

吸う筋肉

❶両腕を伸ばしながら息を吸いあげる

膝を軽く曲げて立ち、両手を組んで両腕を前へ伸ばし、鼻から4秒息を吸います。大きなボールを抱えるように背中を丸め、視線は手の平に。

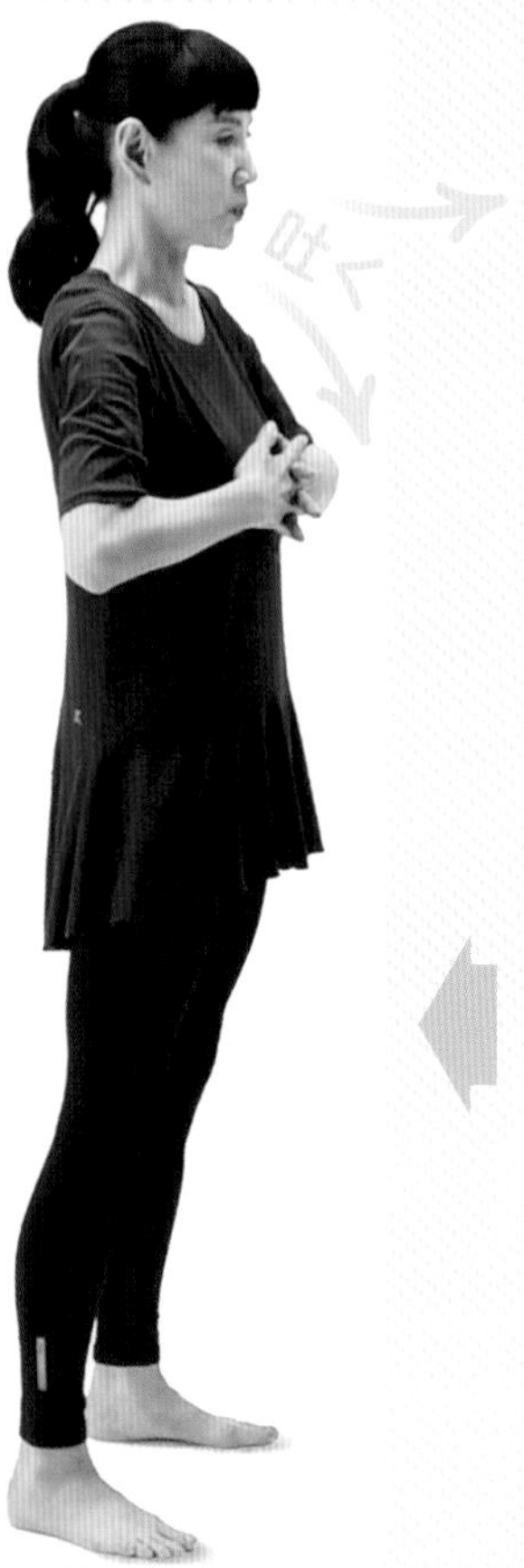

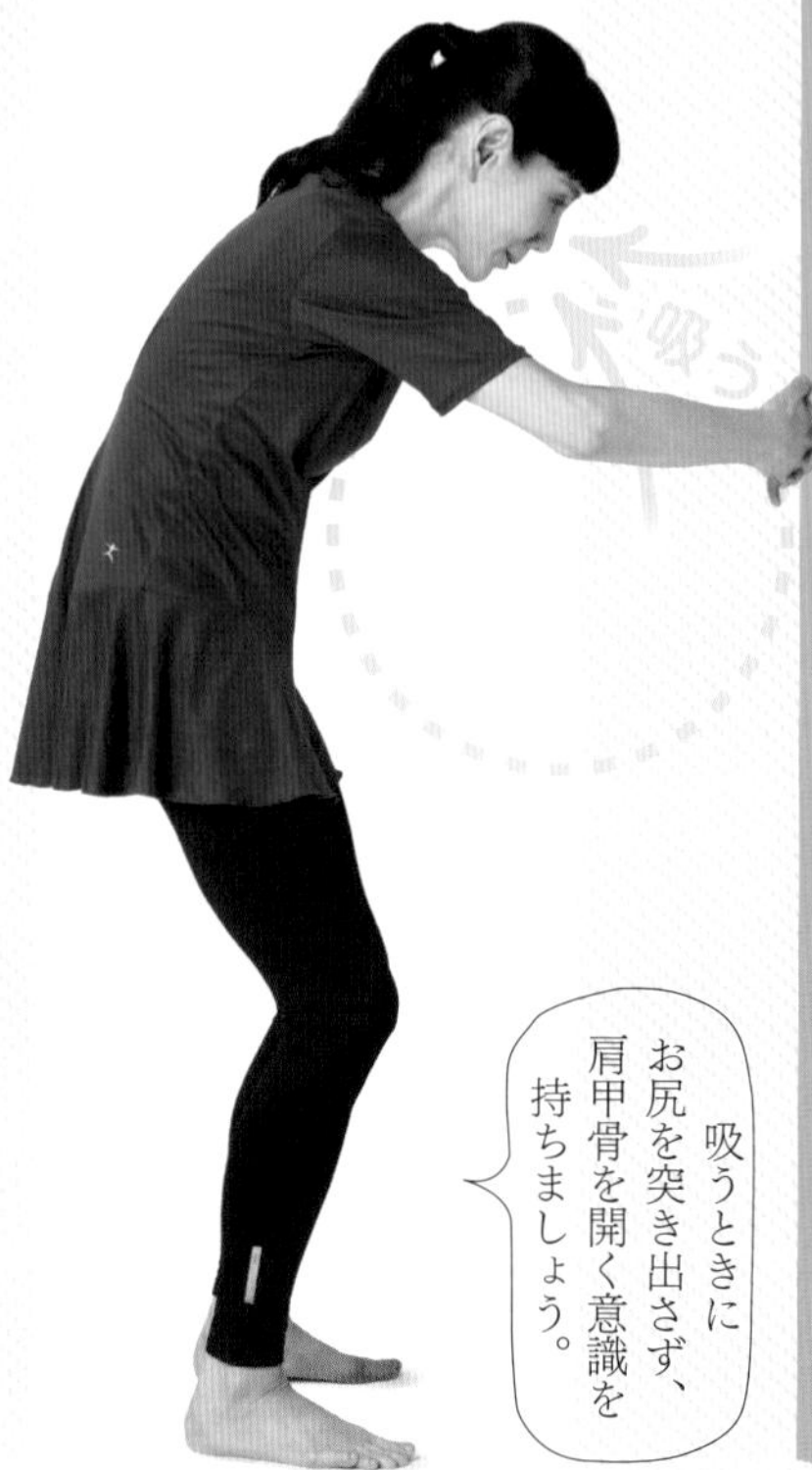

吸うときにお尻を突き出さず、肩甲骨を開く意識を持ちましょう。

❷両腕を胸元に戻しながら息を吐きだす

口から6秒息を吐きながら両腕を組んだままゆっくり胸元に引き戻し、からだも徐々に起こしていき、まっすぐ立ちます。

3章

一生自分の足で歩く！

足腰を整える ヨガトレ

「人生足腰」という言葉があるように、
長く元気でいたいなら、丈夫な足腰が必要！
５年後、10年後、最後まで自分の足で
歩くためのヨガをご紹介します。

解説

下半身の〝クセ〟を整えれば10年後も元気な足腰に！

ヨガ講師 いちろう 先生

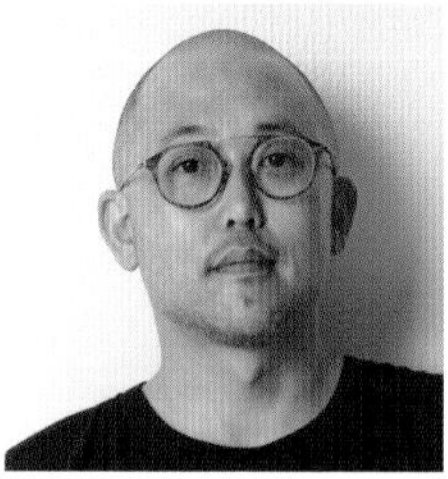

自身のスポーツ体験を通し、ケガに対する治癒力への関心を持ち、様々な流派のヨガを体験。現在はアイアンガーヨガ認定指導者の西岡ゆきのもとで修練し続ける。

徒歩、電車、自転車、バイク、国産車、外車……。皆さんの日頃の移動手段は何ですか？　実は毎日の移動の仕方ひとつで、腰のねじれ具合や脚の曲がり方など、それぞれに違う〝クセ〟がついています。

人間は、重たい上半身を骨盤と2本の足のみで支えなくてはなりません。非常にシンプルな構造だからこそ、自分にあったラクな姿勢をとりやすいのです。しかし、いったんついたクセは意識して変えていかないとなかなか直らず、全身へ悪影響を及ぼします。

たとえば、骨盤がゆがむと猫背になったり、腰が痛くなったりします。また、脚の内側の筋肉の力が弱まると臓器の位置も下がり、尿漏れや痔の原因にも。最近は「土踏まず」がない方が増えていますが、その状態で歩いていると地面を踏んだときの衝撃がダイレクトにからだに伝わってしまうため、腰や内臓へのダメージが大きくなります。さらに、足指がこわばって開きにくくなっていると足指があがりにくくなり、転倒しやすくなります。ここでは、先にあげたクセをひとつひとつ整え、5年後、10年後、またその先も、今と同じように歩けるような、丈夫な足腰づくりにアプローチしていきます。

今回ご紹介する運動は「ハタヨガ」と呼ばれるもの。これは自身のからだの使い方を把握し、ポーズをとるまでの〝過程〟を重視する特徴があります。最初は10カウントの回数にとらわれず、自分のからだがどう動くか確認することから行い、徐々におさまりのいいところに戻すような意識で取り組みましょう。さらに、皮膚や筋肉がどんな動きをしているかも、ぜひ注目してみてください。

そしてもうひとつ。「空洞」を意識しましょう。これは、気管支、肛門、土踏まずなど、人間のからだの重要な部分は空洞になっているという考えからきています。脳も真ん中は空洞で、背骨は骨髄液を通すためにストロー状ですね。このからだの真ん中にある空洞に風が吹くようなイメージを持って行いましょう。そしてリラックスして行うことが大切ですので、どの動きでもお尻は締めないこと。からだの動きに集中したいので、呼吸のリズムにルールはなく、自然なままでかまいません。

なにより、5年後、10年後、自分が颯爽と元気に歩く姿を想像しながら、進めてみてください。

ヨガトレ5つのポイント

Point 1

背骨・骨盤・坐骨・足骨を整える

日頃のクセから生じた歪みやズレなどをまっすぐにしていきます。猫背や反り腰の改善にも。

Point 2

脚の内側の筋肉を育てる

太腿やふくらはぎの内側に力を入れて、筋肉を鍛えていきます。痔や尿漏れを防ぎます。

Point 3

足指を柔らかくする

母指球（親指のつけ根）に力を入れ、足の甲骨を伸ばす意識を心掛けましょう。転倒防止に。

Point 4

〝踏み返す〟感覚を身につける

足を地面につけたとき、地面から上へ押し返す意識を持ちましょう。足骨を強くします。

Point 5

土踏まずを作る

足にアーチを作り、偏平足を防ぎます。足から伝わる内臓への衝撃を軽減する効果が。

［道具］

本章以降は次のものを用意してください。
特別なものを買い足す必要はなく、
すべてご家庭にあるものでOKです。
正しい動きがとりやすくなり、
足腰が一層強く鍛えられていきます。

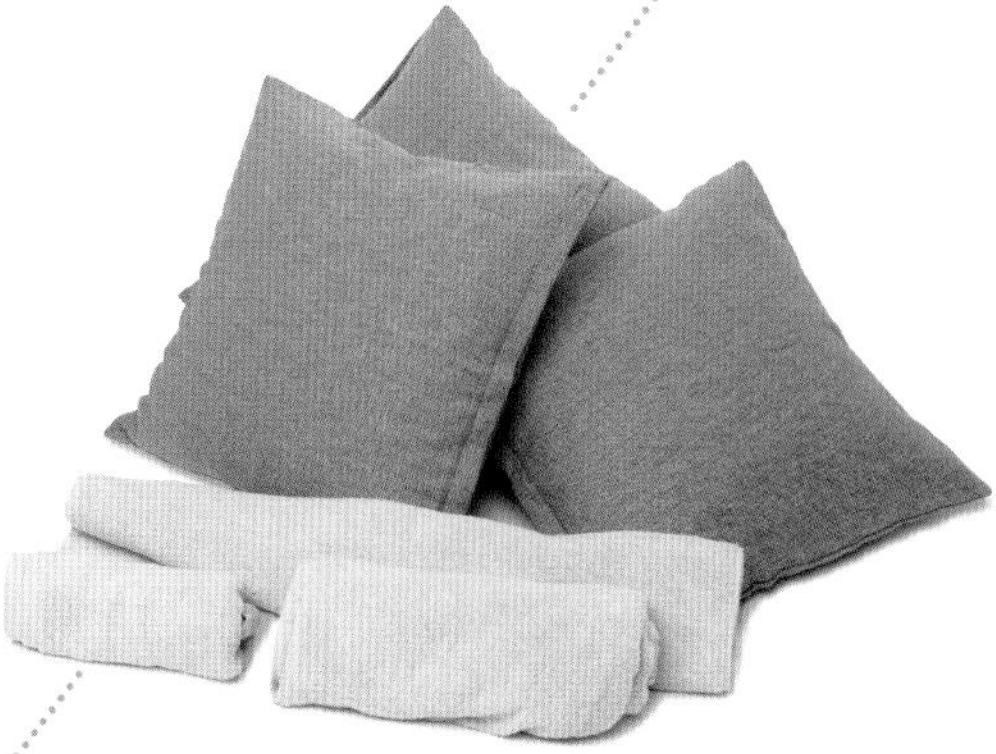

クッション

座ったときにお尻がホールドされるサイズのものを3つほど。

タオル

スポーツタオルとバスタオルを用意。
細長く丸めて使います。

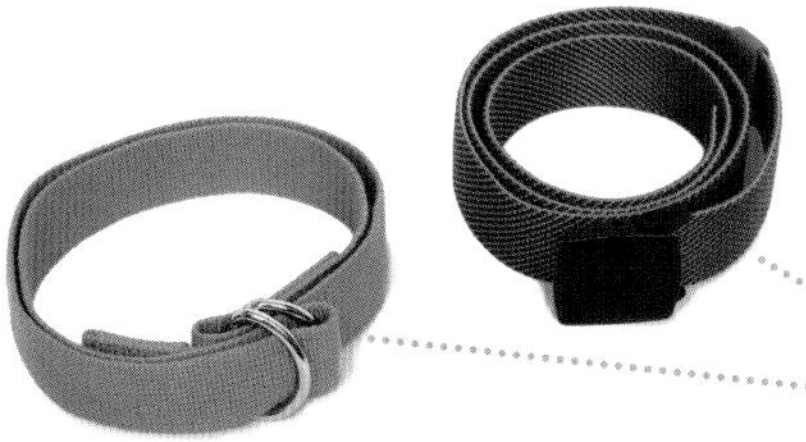

ベルト

革のタイプでもいいですが、
ナイロンのほうがオススメ。
2本用意。※4章で使用します。

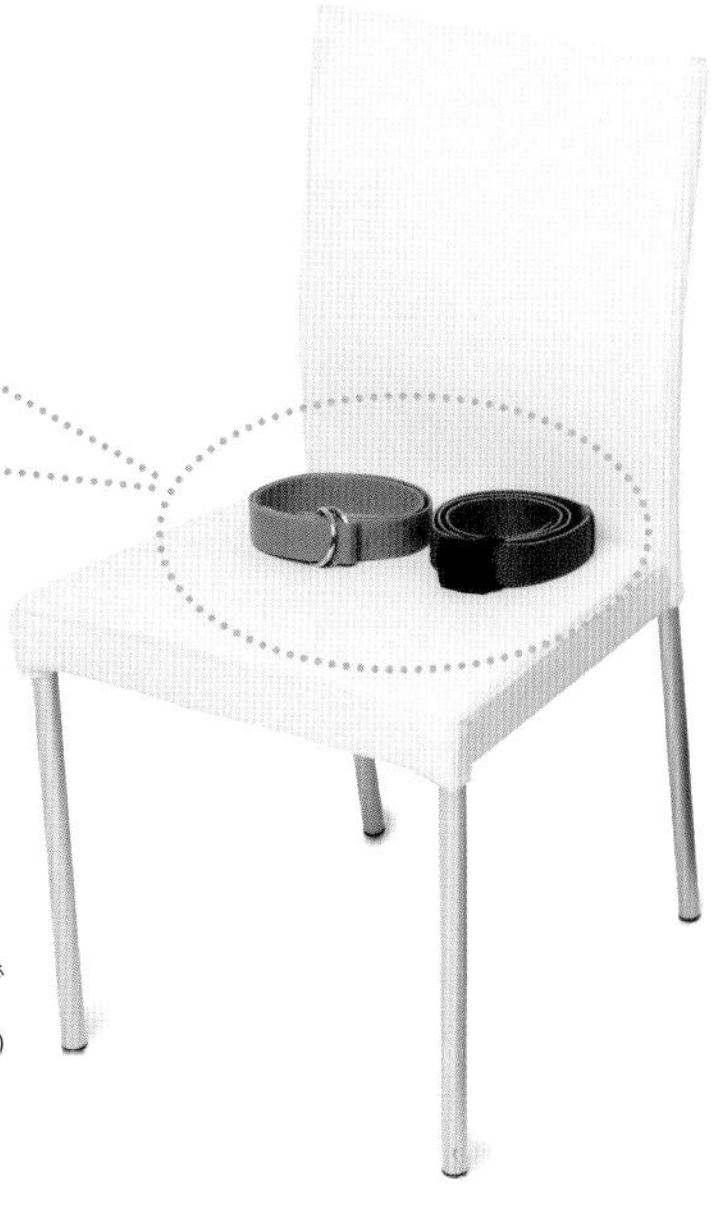

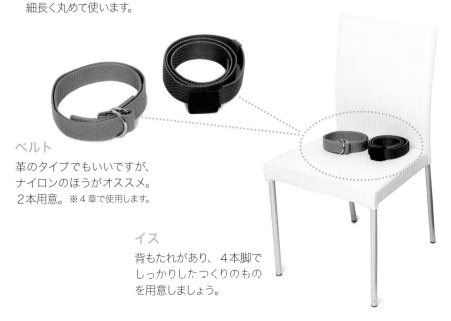

イス

背もたれがあり、4本脚で
しっかりしたつくりのもの
を用意しましょう。

背骨をまっすぐに

10 count

肩はピッタリ床につけて！

❶仰向けになり膝を右に倒す

仰向けに寝転がり、両手は横に広げて床につけます。膝を立てて足をそろえた状態から右に倒します。

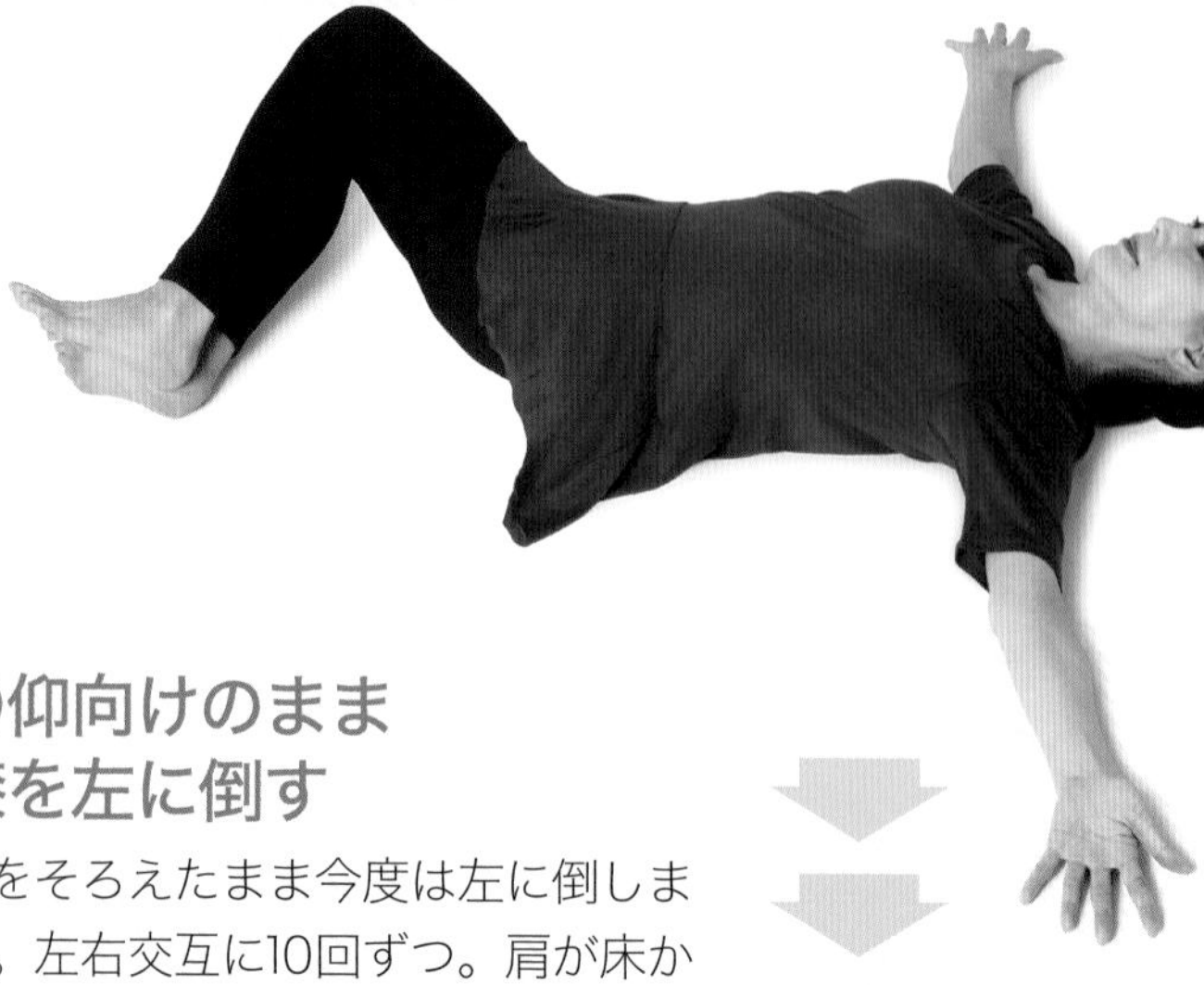

❷仰向けのまま膝を左に倒す

足をそろえたまま今度は左に倒します。左右交互に10回ずつ。肩が床からはなれないように気をつけて。

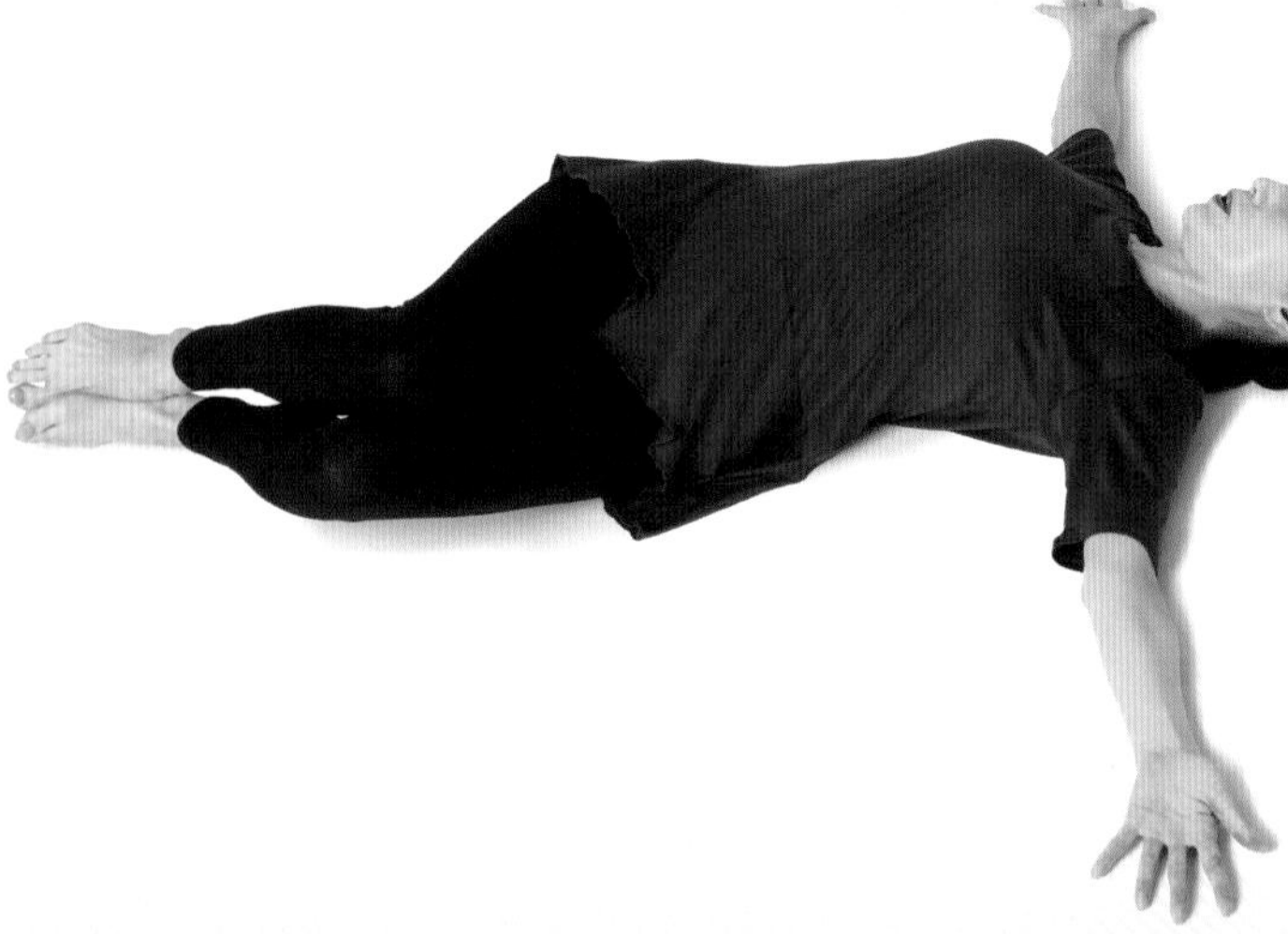

坐骨をまっすぐに

10 count

つま先と膝は天井を向く

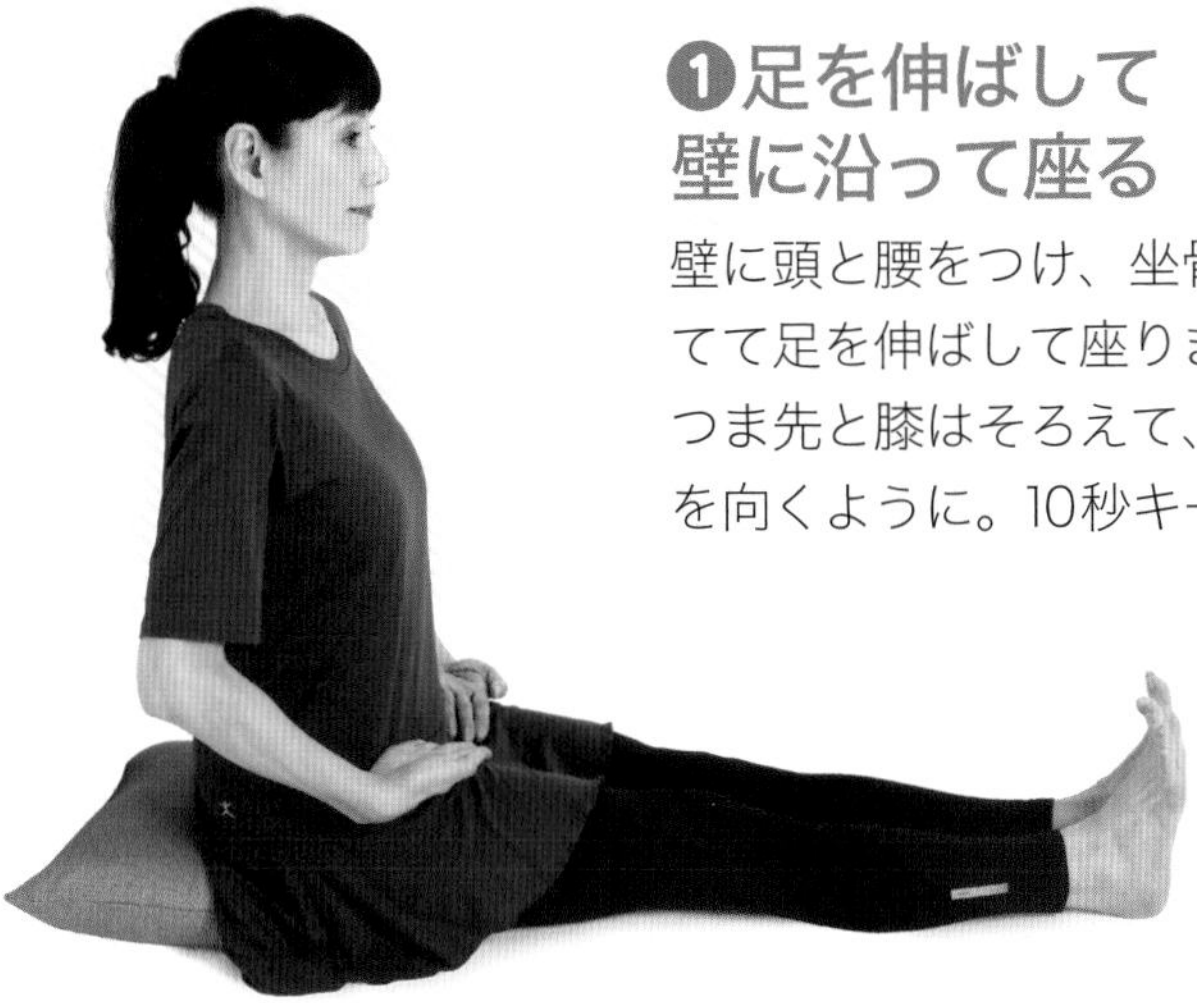

❶足を伸ばして壁に沿って座る

壁に頭と腰をつけ、坐骨を立てて足を伸ばして座ります。つま先と膝はそろえて、天井を向くように。10秒キープ。

初級編

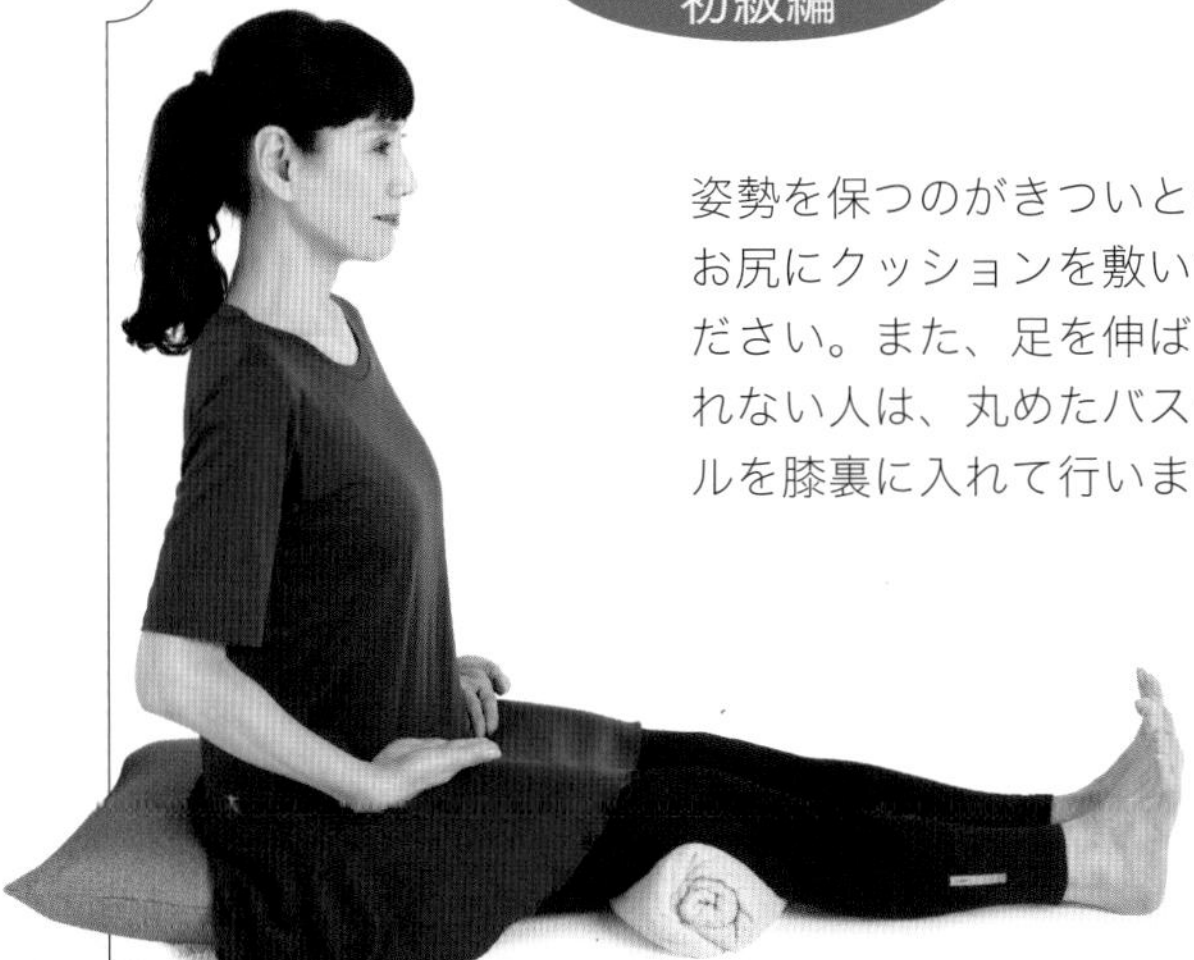

姿勢を保つのがきついときはお尻にクッションを敷いてください。また、足を伸ばしきれない人は、丸めたバスタオルを膝裏に入れて行います。

骨盤をまっすぐに

10
count

おろした足の母指球も意識して

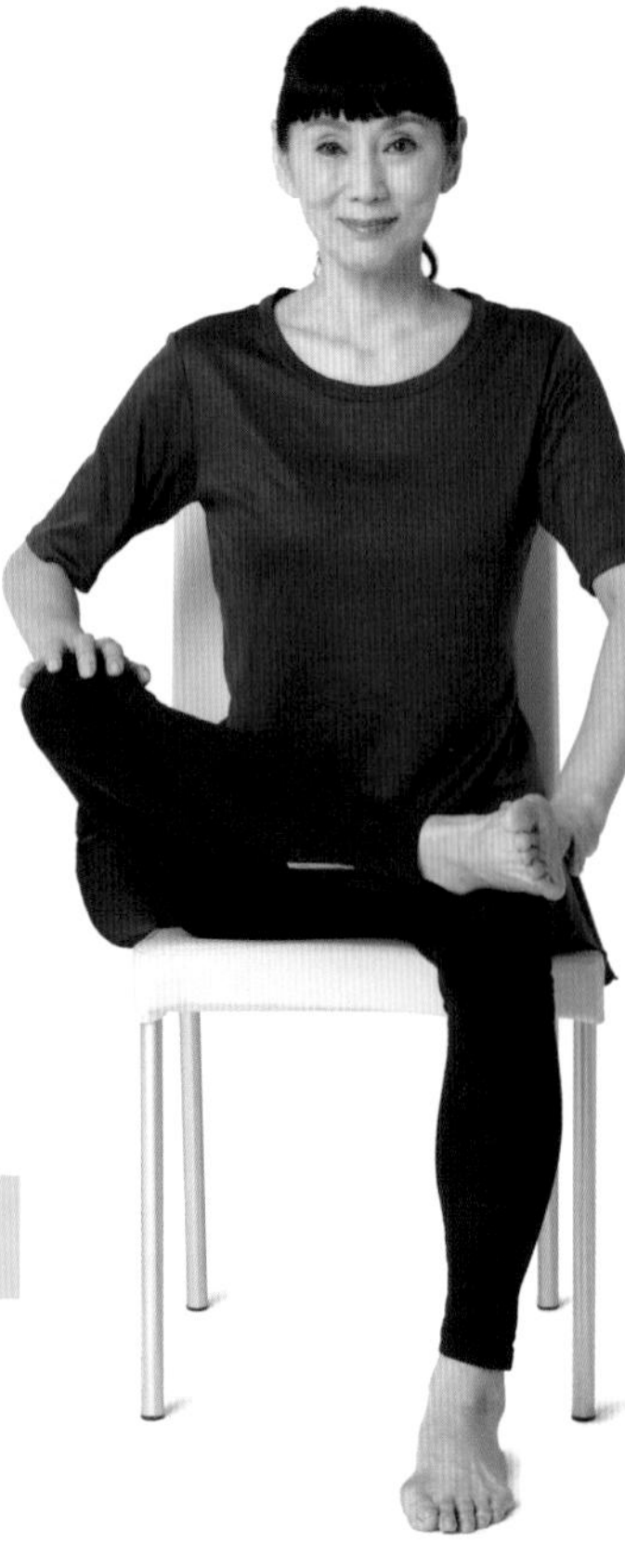

❶椅子に座り片足を膝の上に

背筋を伸ばし、骨盤を立てた状態で椅子に座り、膝の上に片足をのせます。

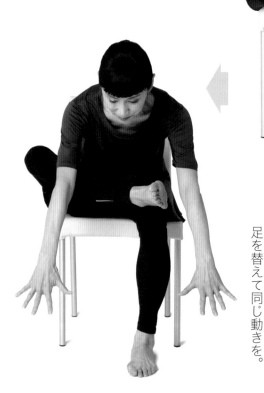

❷背中を伸ばしたまま体を前に倒す

太腿のつけ根から折り曲げるようにからだを倒し、手を伸ばして10秒保ちます。足を替えて同じ動きを。

太腿を鍛える

床側の足のかかとを上げ下げ

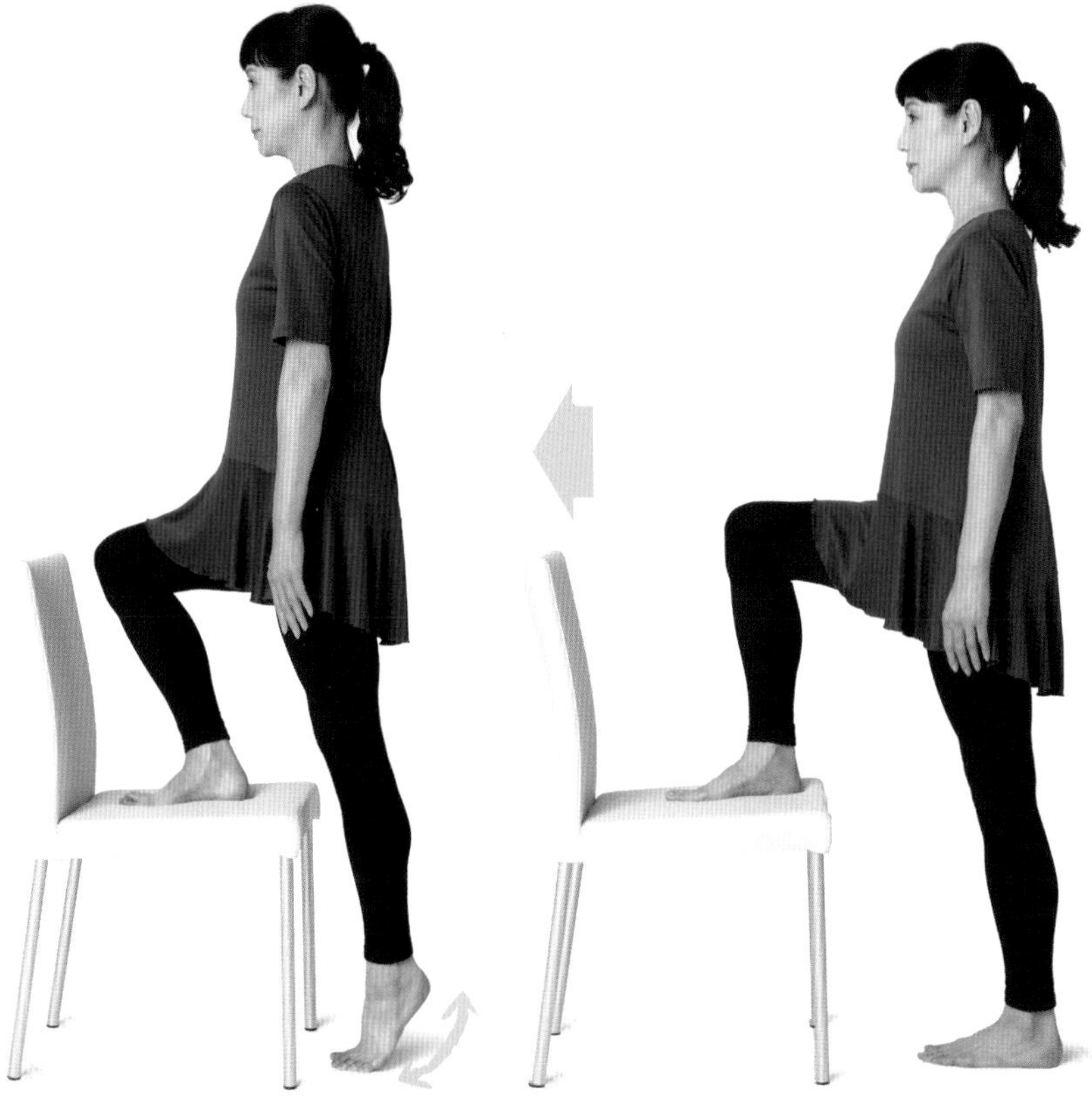

❶椅子の正面に立ち片足をのせる

椅子の正面に立ち、片足を座面に対し直角にのせます。前のめりにならず、まっすぐ立ちましょう。

❷床についている足のかかとを上げる

床についている足のかかとを上げます。上げ下げを10回繰り返したら、足を替えて同じ動きを。

膝を鍛える

1 椅子の正面に立ち片足をのせる

椅子の正面に立ち、片足を座面に対し直角にのせます。前のめりにならず、まっすぐ立ちましょう。

10 count

椅子側の足のつま先を上げ下げ

2 椅子にのせた足のつま先を上げる

椅子にのせた足のつま先を上げます。上げ下げを10回したら、足を替えて同じ動きをします。

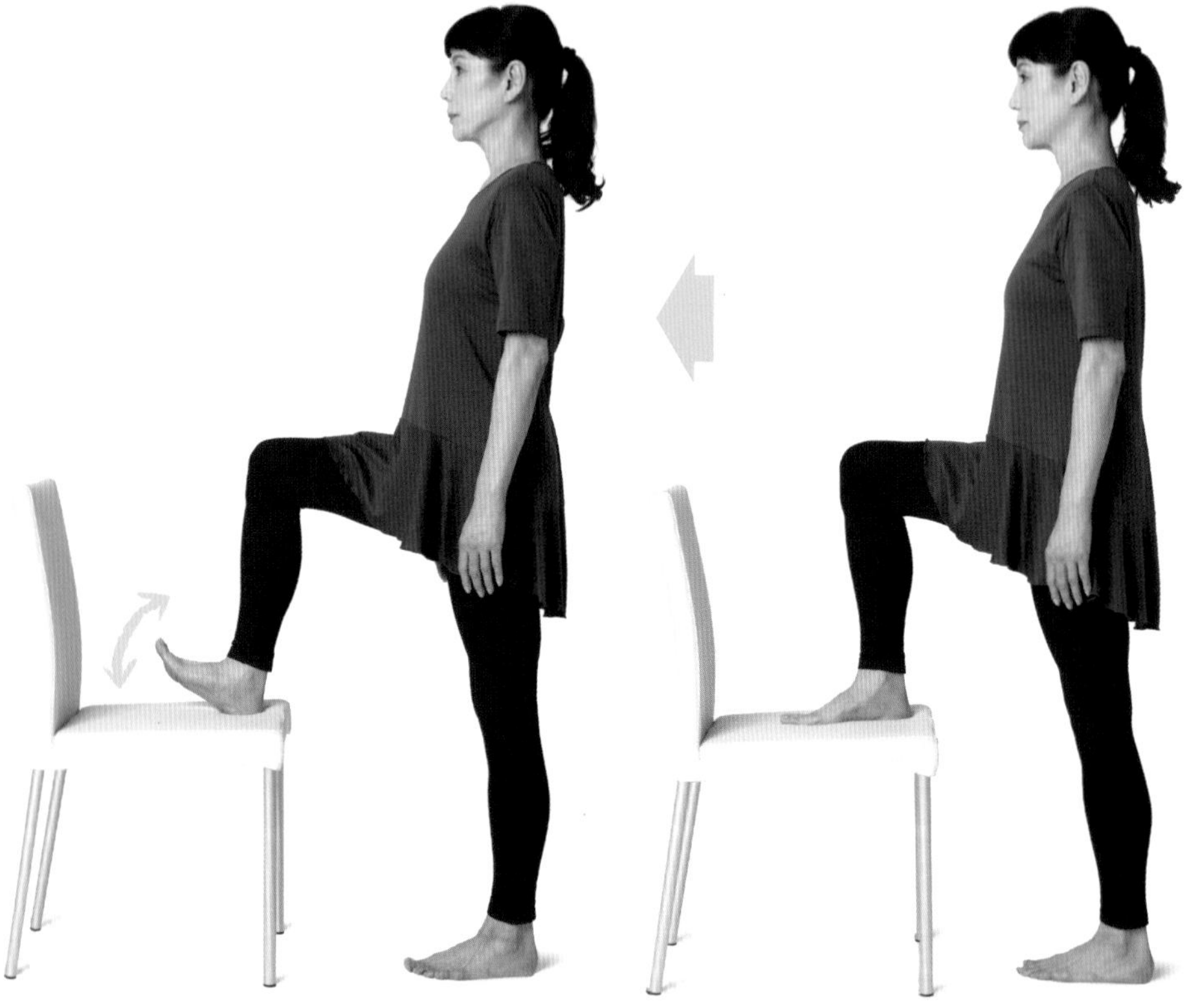

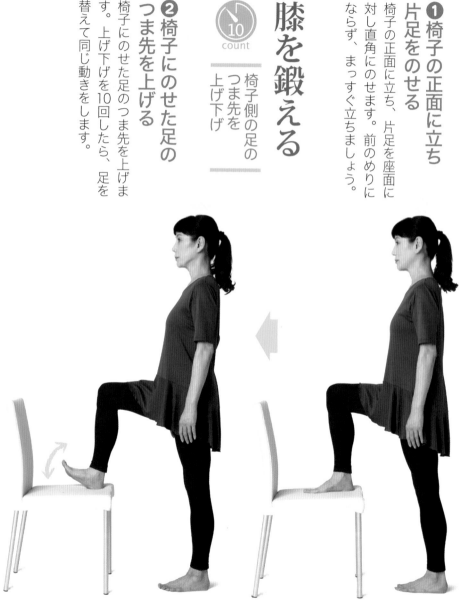

ふくらはぎを鍛える

10
count

まっすぐ上に伸びあがろう

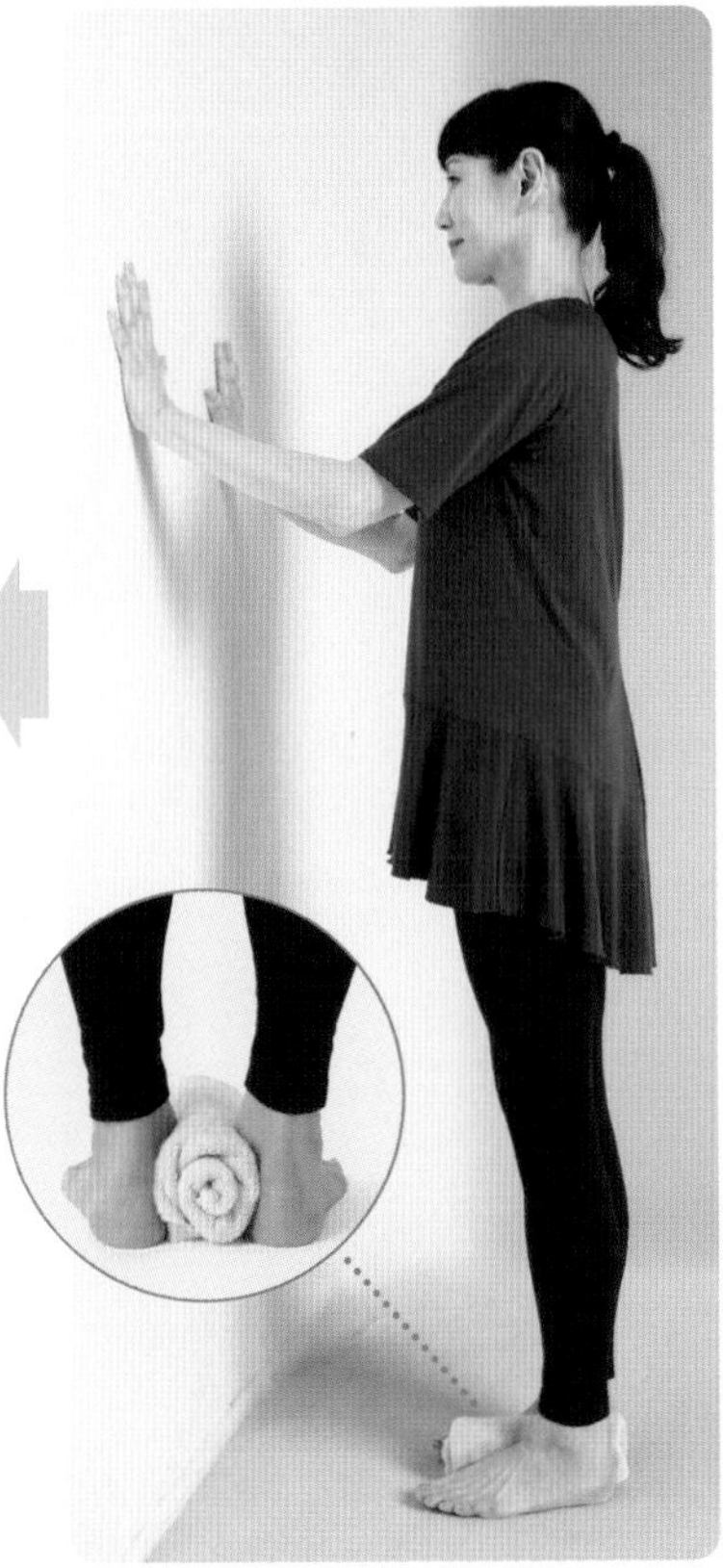

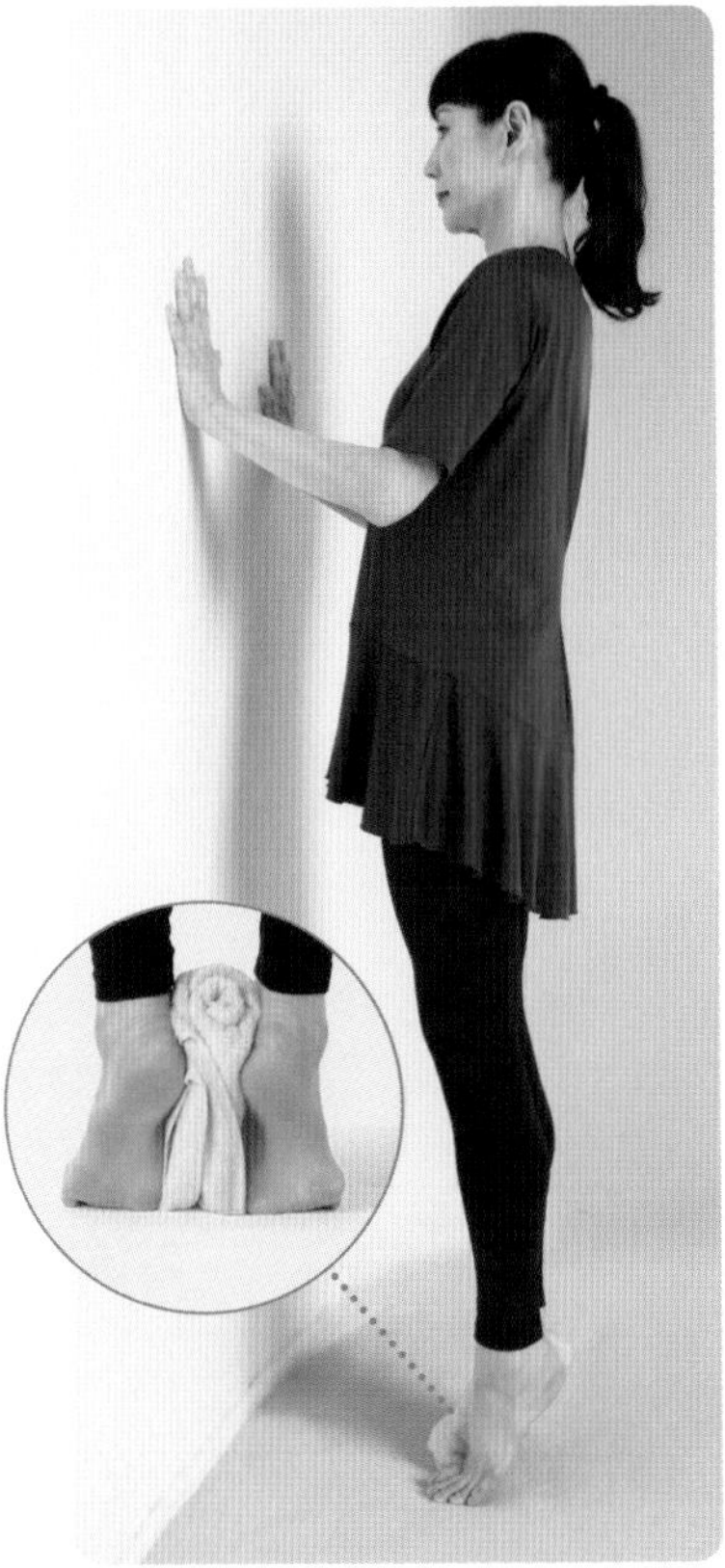

❶タオルを足で挟み手を壁につく

くるぶしの辺りでスポーツタオルを挟み、まっすぐ立ちます。壁の正面に立ち、両手をつきます。

❷壁に手をつけたままつま先立ちする

伸びあがるようにつま先立ちをします。10回上げ下げを繰り返して。膝が外を向かないように注意。

足指を柔らかくする

10 count

テンポよくグーチョキパー

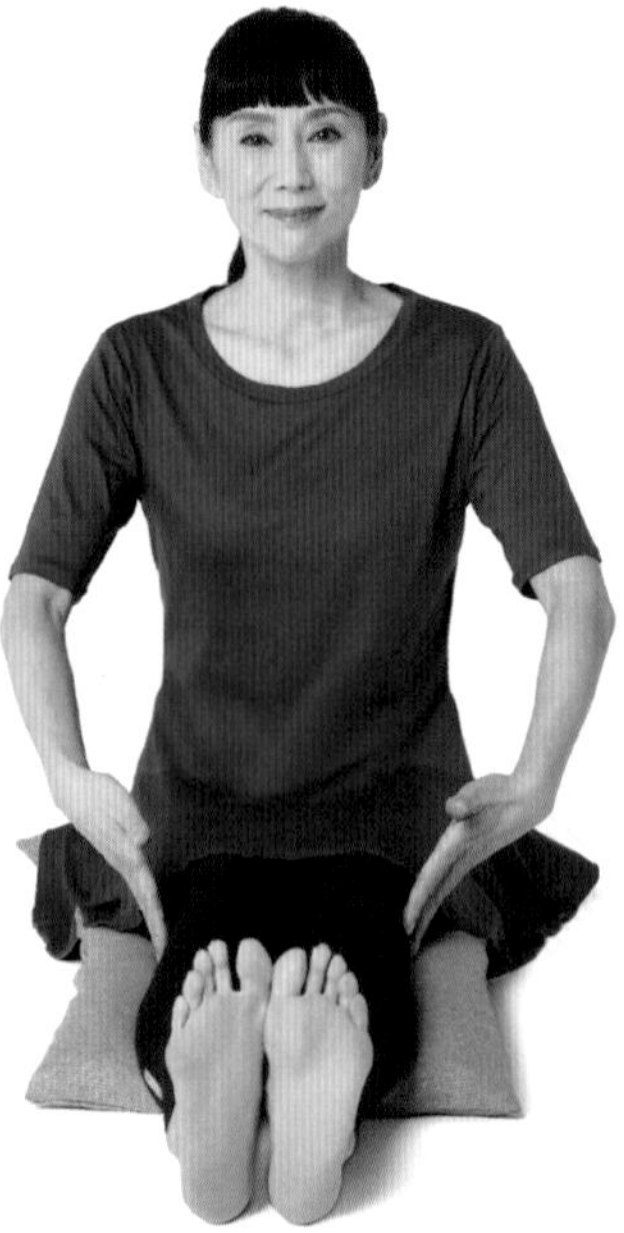

❶足の指で「グー」を作る

背筋を伸ばして座り、両足もまっすぐ伸ばします。足の指を全部曲げて「グー」の形にしましょう。

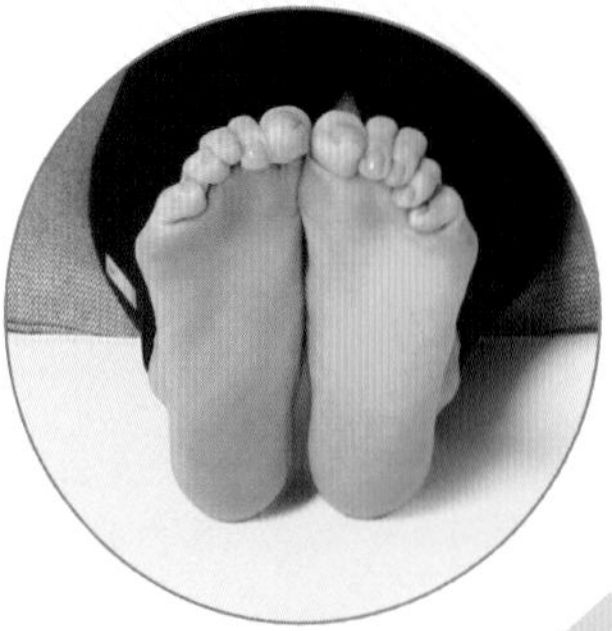

❷足の指で「チョキ」を作る

①の姿勢のまま、今度は足の親指だけを伸ばし、他の４本を曲げて「チョキ」を作りましょう。

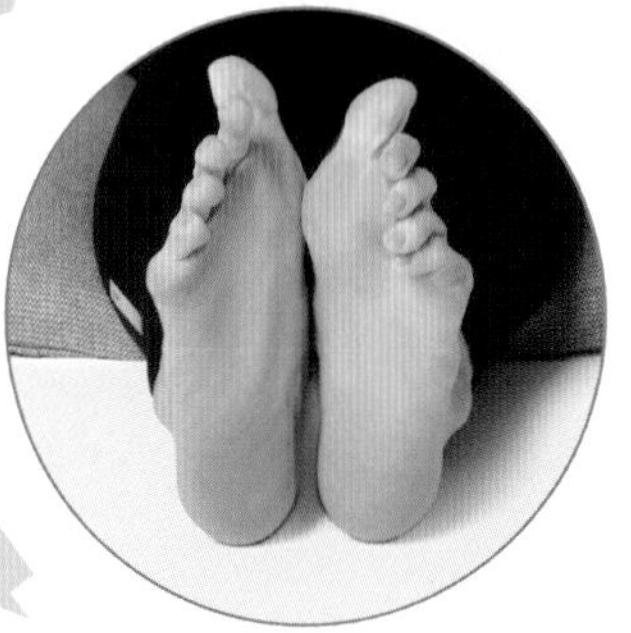

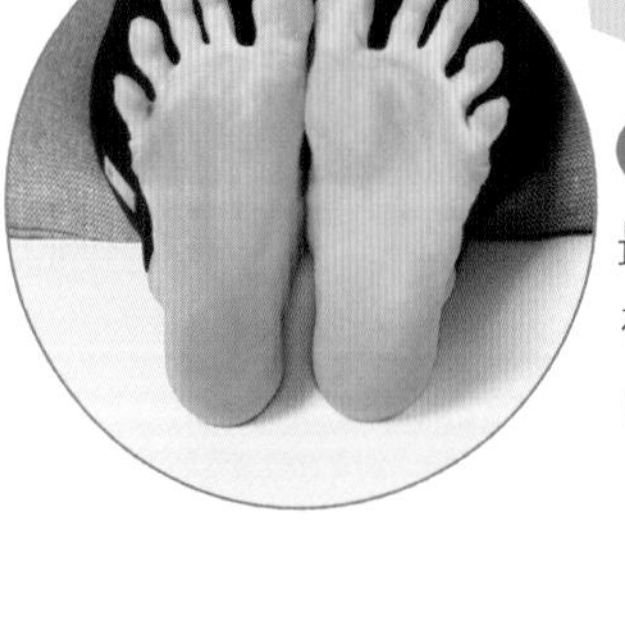

❸足の指で「パー」を作る

最後は指を全部伸ばして「パー」を作ります。①②③をテンポよく、５回から10回行ってください。

座って行う踏み返し運動

❶座った状態で両足を踏み合う

両足を開きクッションの上にのせ、両足の親指のつけ根とかかとを合わせ、それぞれ押し返すように10秒踏み合います。人差し指を入れて感覚を身につけて。

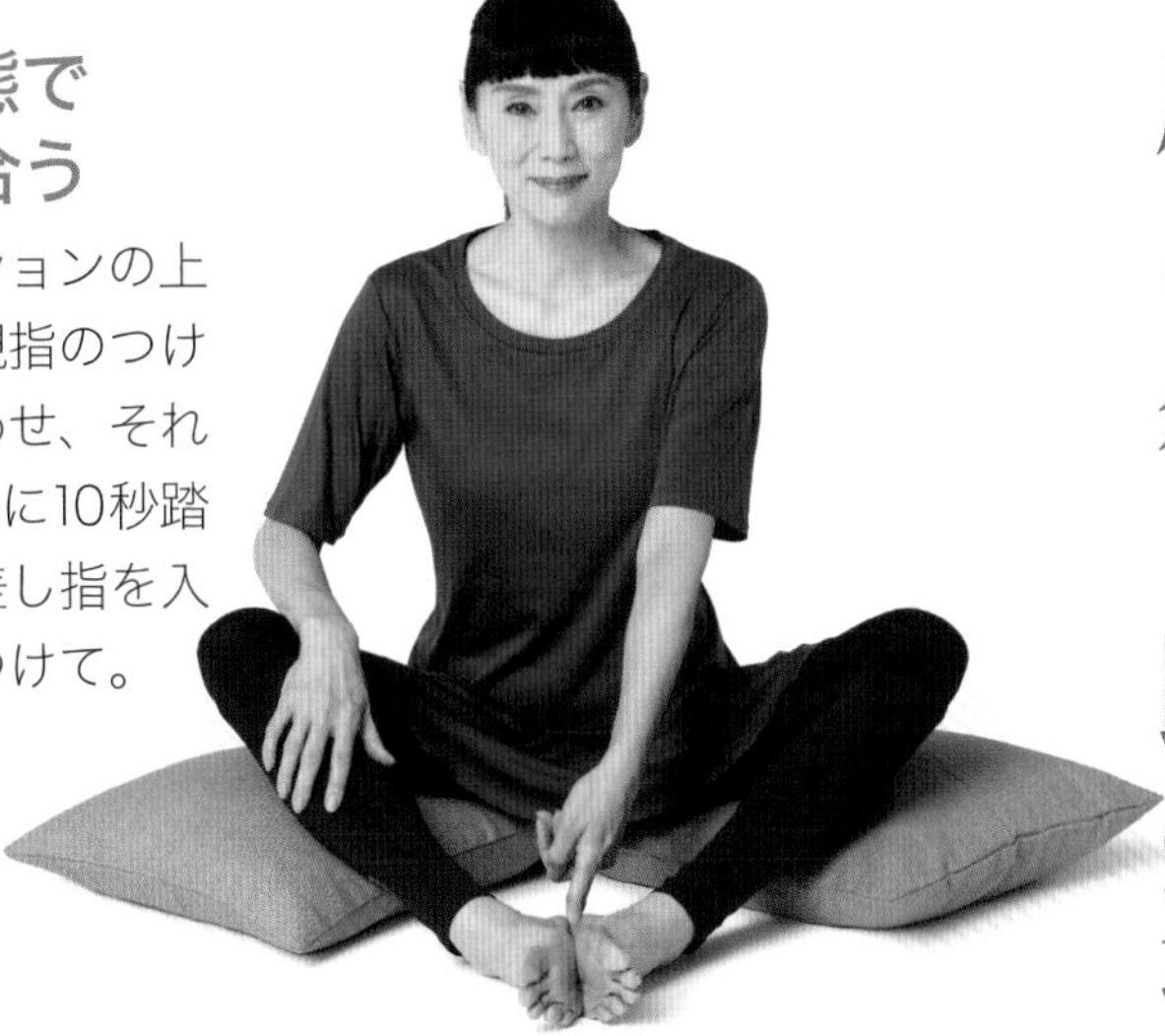

❷まっすぐ座り足を伸ばす

踏み合ったあとは、足を10秒まっすぐ伸ばします。うまく伸ばせない人は膝の裏にバスタオルを敷きましょう。

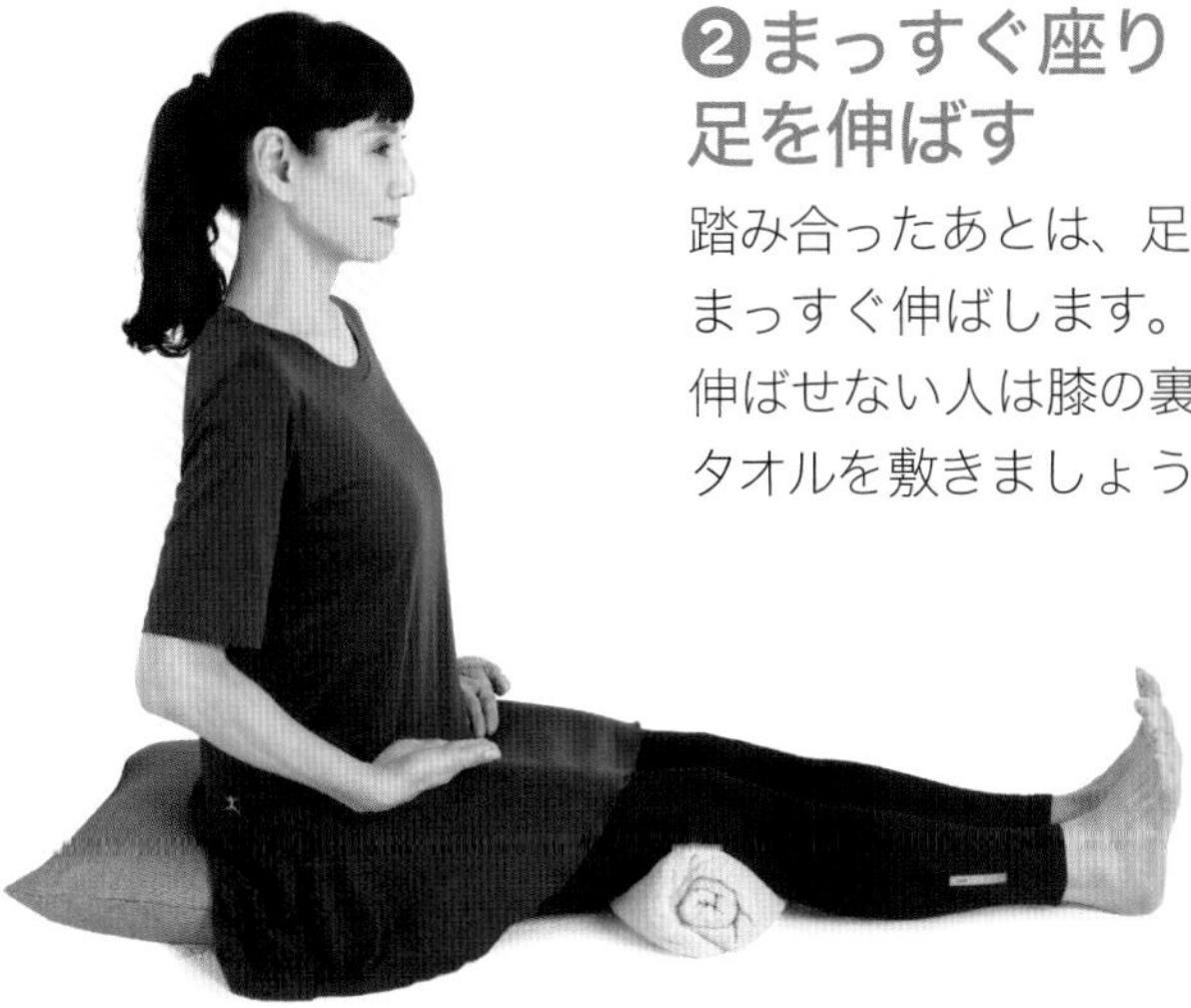

10 count

①と②の動きをそれぞれ10カウント

立って行う踏み返し運動

10 count

体重をかけるのではなく
上へ〝踏み返す〟意識を

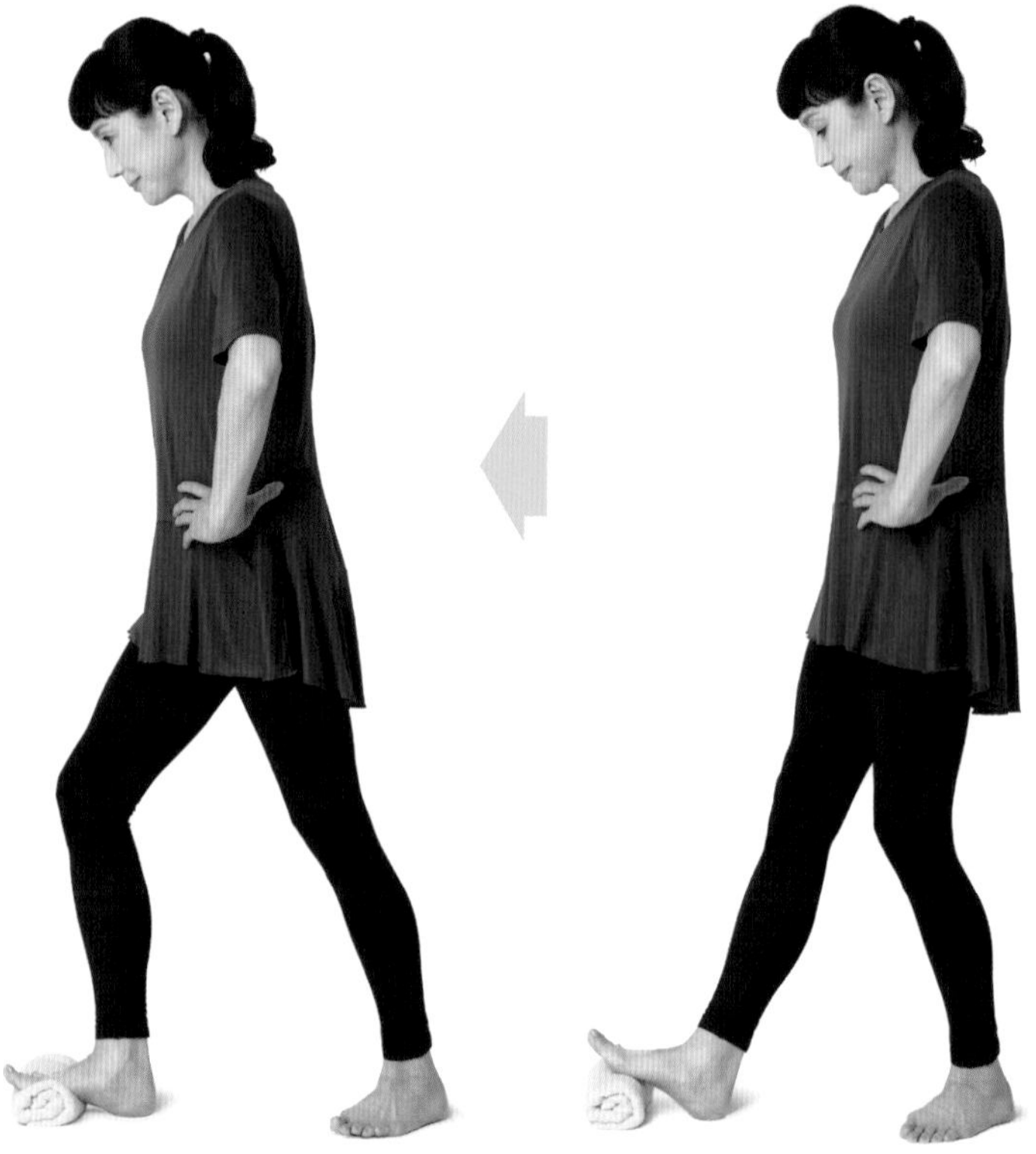

❶床にタオルを置き足をのせる

スポーツタオルを丸めて横向きに置き、正面に立ちます。タオルの真ん中あたりに片足をのせます。

❷のせた足でタオルをしっかり踏みこむ

タオルを10秒踏みます。体重をかけるのではなく、踏み返す意識で。足を替えて同じ動きを。

土踏まずを作る運動

足にアーチを作ろう
カウントは気にせずに

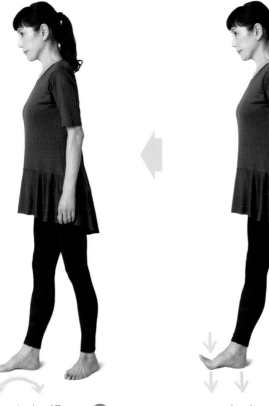

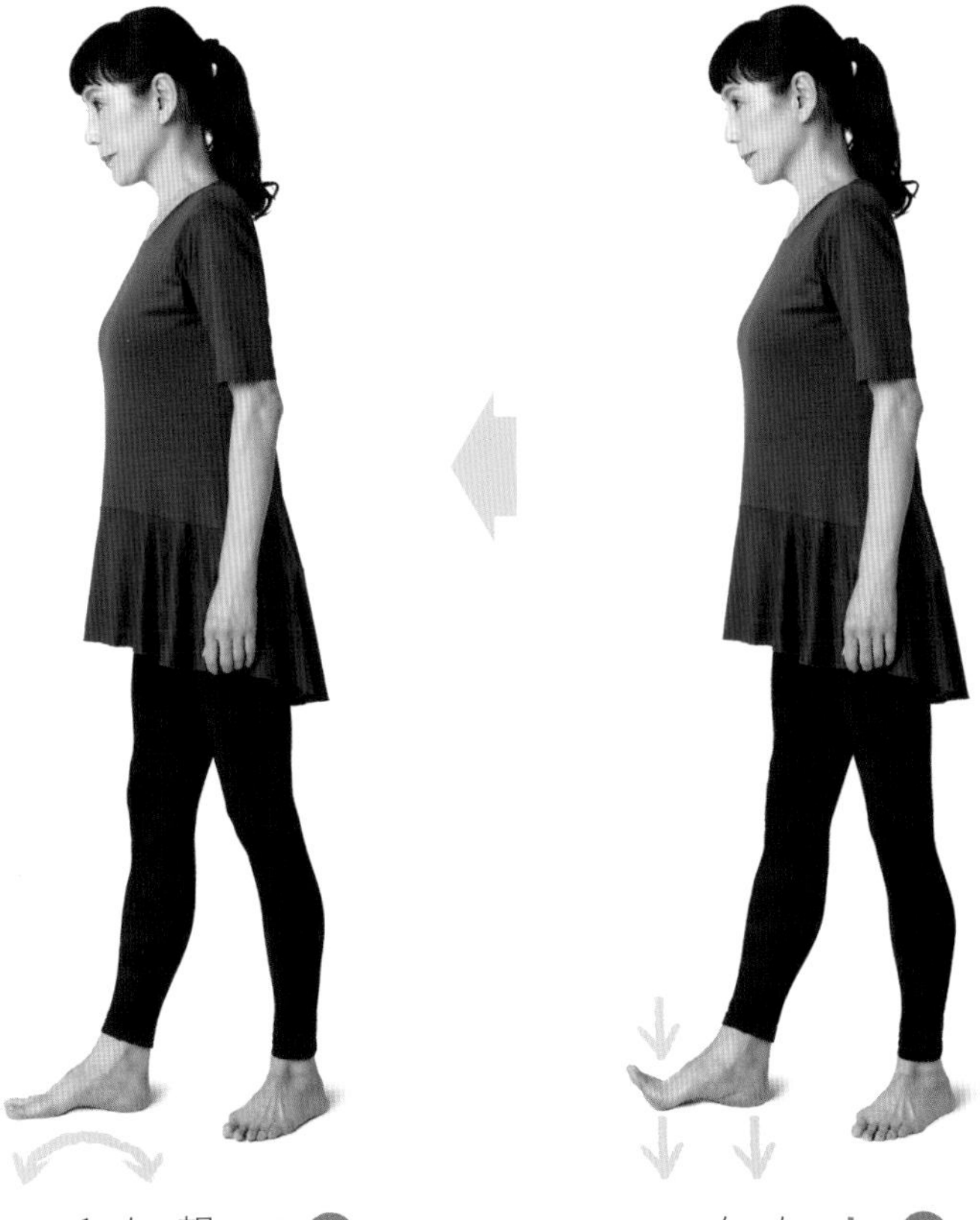

❶親指と小指のつけ根、かかとを床につける

かかとを床につけ、足の甲と足指を伸ばした状態で、親指と小指のつけ根を床に押しつけます。

❷3点で足を支えアーチを作る

親指のつけ根、小指のつけ根、かかとを床に押しつけると足にアーチが。足を替えて同じ動きを。

秋野暢子の「心のヘルスケアコラム」①

一日の始まりは……鏡の前で大きく笑う

私には、10年以上ずっと続けている朝のルーティーンがあります。それは、大きな声を出して笑うこと。朝、目を覚まして歯を磨く前に、洗面台の鏡の前でニッコリと笑顔を作り、「ワッハッハ」と部屋に響き渡るくらい大きな声で笑います。

「笑いによって身体の免疫力がアップする」という話を聞いたことがきっかけで始めました。もともとバラエティ番組を見るのが好きでよく笑っているように思っていましたが、「実際一日のなかで、どれくらい声を出して笑っているかな？」と考えたときに、その回数が意外と少ないことに気づきました。そこで「一日の最初こそ楽しい方がいい！」と思い、朝の準備のときに「笑顔」と「笑い」を習慣にしてみたんです。一人で鏡の前で笑っていると、なんだかその自分の様子がバカバカしくて、だんだんと笑っていること自体がおかしくなってくるんですよね（笑）。

ただ笑うだけで、まるでエンジンがかかったように、楽しい気分で一日のスタートをきることができます。道具もいらず、もちろんお金もかかりませんね。たった数秒で楽しく明るい気持ちになれる、「朝の一人笑い」。この本を読んでいるあなたにも、ぜひやってみてほしいです！

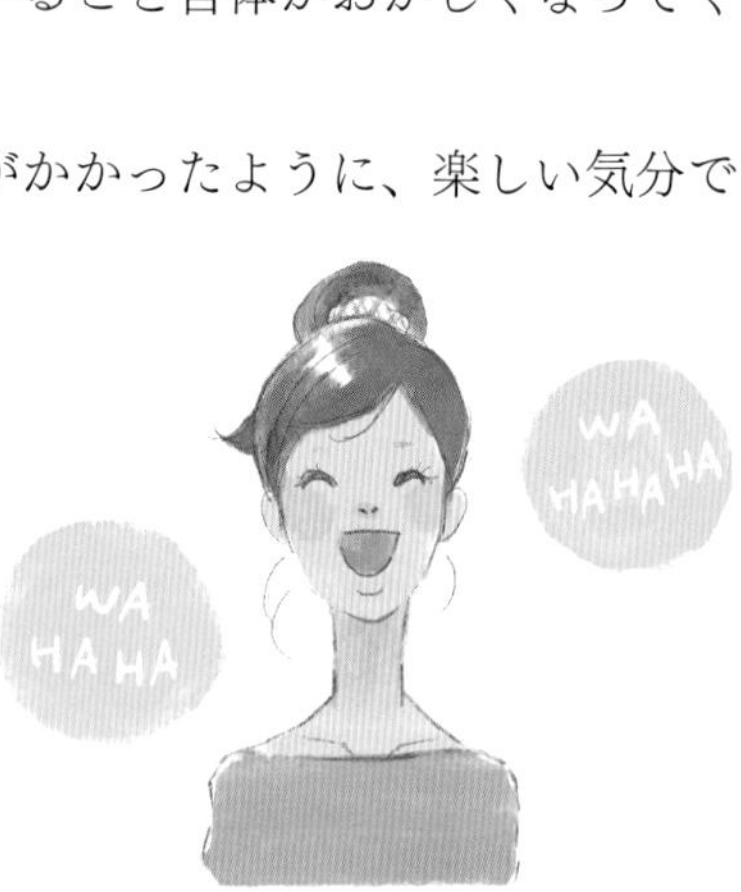

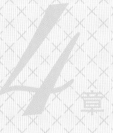

4章

10年後のからだを作る！

秋野式 パワフルメソッド

このトレーニングを毎朝できるようになれば
からだがそうとう元気な証拠！
上級編まで行くのが理想ですが
手前の段階でもかなりの効果があります。

解説

「秋野式パワフルメソッド」で悩みを解消し、ますます元気！

最終章となる本章ではもっとパワフルに動きたいという人に向けて、これまでの内容を強化した秋野式メソッドをご用意。3章に続き、ハタヨガの動きになります。

まずは肩と背中に効くトレーニングから。こちらは肩甲骨を意識して腕を動かすことで、肩と背中のこりがほぐれてきます。次に、階段の上り下りがきつい人や腰痛持ちの人にてきめんに効く、腰と膝の運動。また、踏み返す意識を持ち、坐骨を立てて座ることで、股関節や骨盤まわり、太腿を鍛えるトレーニングも。そして、まっすぐな正しい姿勢を作るために、脚の歪みを整え、足指を柔らかくする運動もあります。

ここで紹介する運動の前に、呼吸筋ストレッチの「吸う筋肉」と「吐く筋肉」に働きかけるストレッチを1セット行うとより効果的です。悩み別に取り組んでいただいてもいいですし、1週間で1つずつクリアしていくのもよし！　全部できればそうとう元気な証拠。ぜひ、パワーみなぎるからだを目指して、楽しく取り組みましょう。

パワフルメソッドのポイント

Point 1

自然呼吸で行う

ヨガは意識して呼吸しなくても、無意識に呼吸しやすいところに空気が行き渡ります。自然呼吸で行い、動きに集中しましょう。

Point 2

道具を用意する

3章よりも動きが少しハードに。ポーズを固定したり、動きやすくするために、本章でも3章で用意した道具を準備してください。

Point 3

レベルに応じてトライ

トレーニングの中には、中級・上級編があるものが。自分にあったレベルから始め、できるようになったら上の級にトライしてみてください。

肩と背中に効くトレーニング

肩や手足、背中が痛い人に効果的！　肩甲骨を意識して腕を動かすことで、肩と背中がほぐれていきます。姿勢もきれいに。

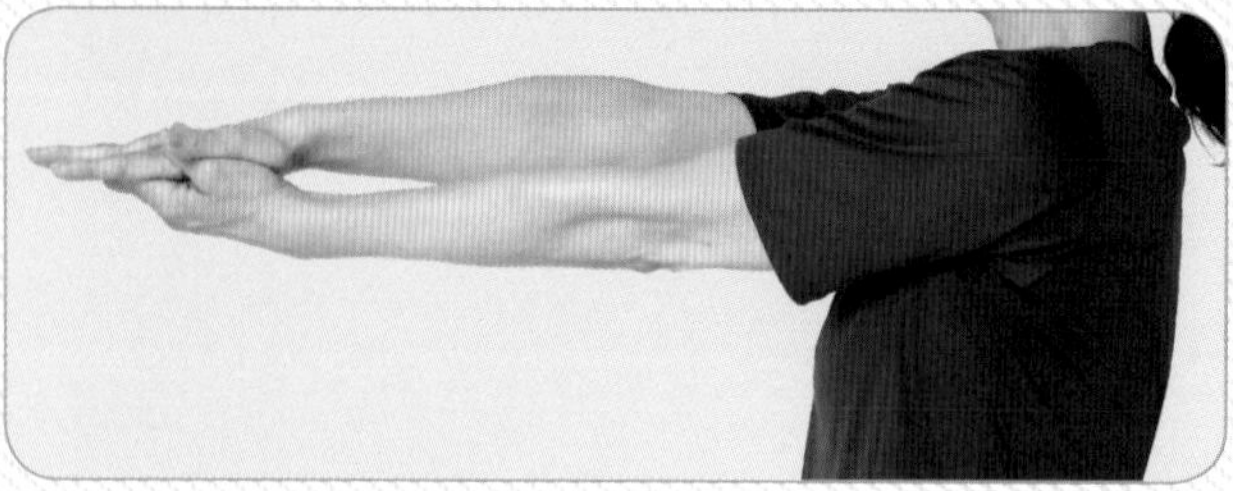

腕だけでなく肩甲骨からグーッと伸ばしましょう。

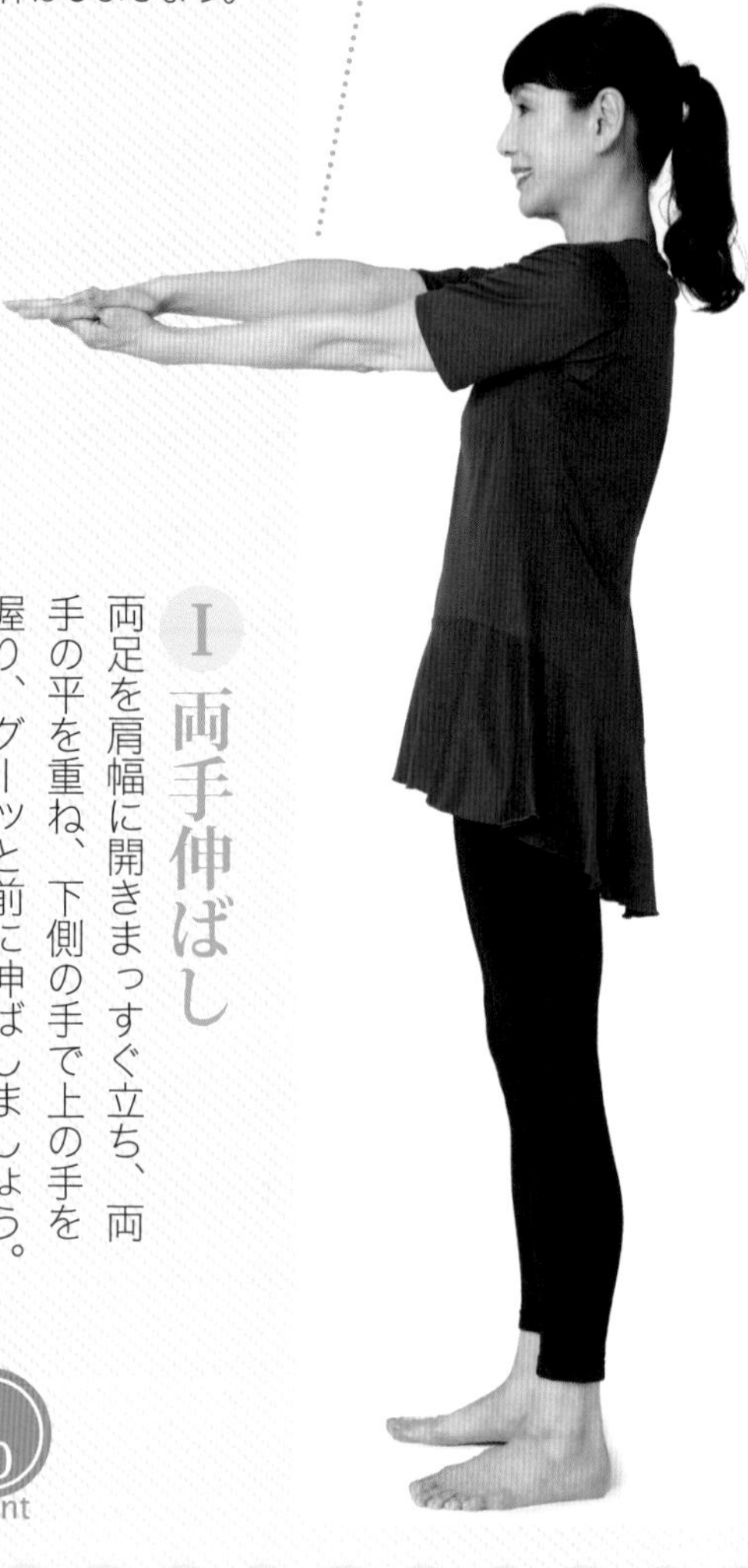

I 両手伸ばし

両足を肩幅に開きまっすぐ立ち、両手の平を重ね、下側の手で上の手を握り、グーッと前に伸ばしましょう。そのまま10秒数えます。上下を替えて、同じ動きを10秒行います。

10 count

Ⅱ 両手上げ下げ

10 count

両足を肩幅に開きまっすぐ立ち、手の平を上にして両腕を伸ばし、手首のところで重ねます。その状態で腕を10回上げ下げ。

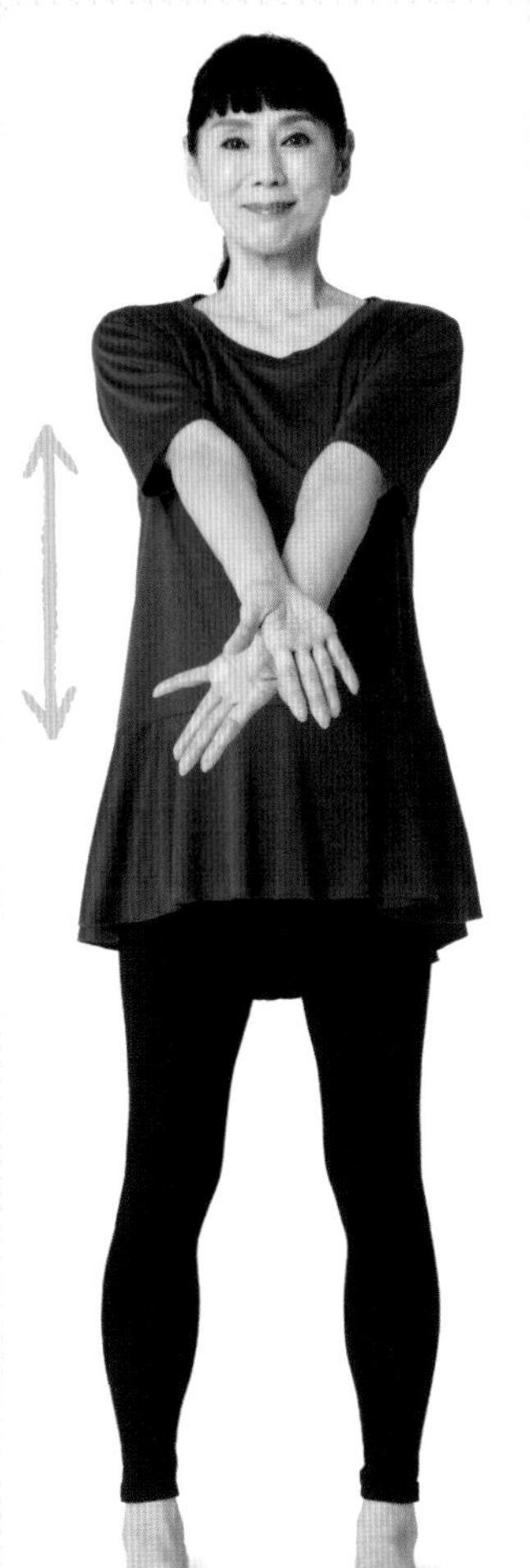

Ⅱ 中級編

できる人は、両手を重ねたあとそのまま腕をクロスさせて、肘を重ねた状態で上下します。

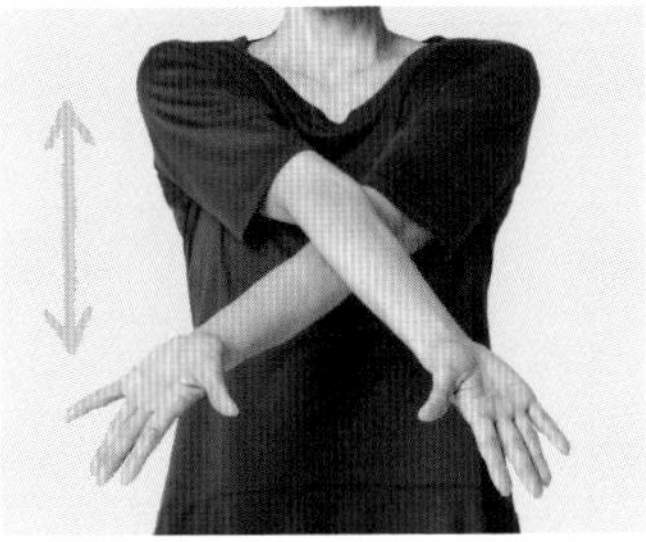

Ⅱ 上級編

もっとできる人は、肘をクロスさせた状態で腕を曲げ、手の甲と甲を合わせて上下します。

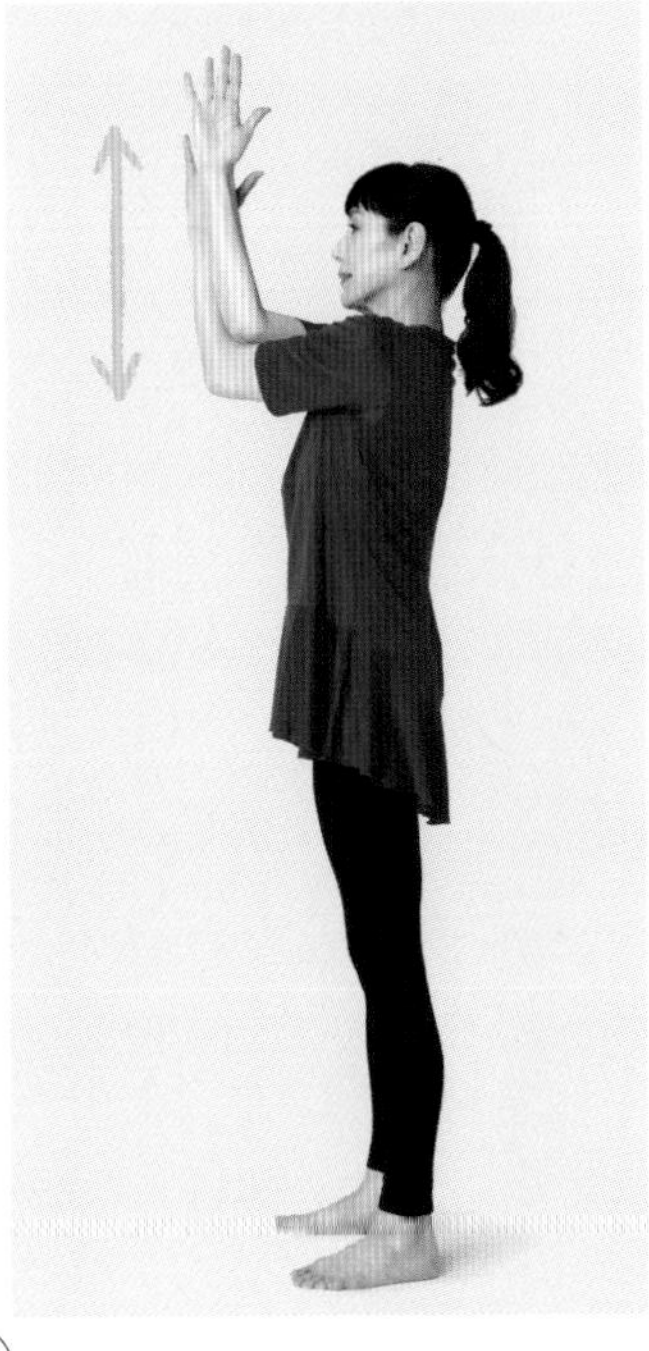

Ⅲ 背もたれキャッチ

椅子の座面と膝が直角になるように座り、背もたれの下のほうを手で挟んで肩甲骨を締め、10秒数えます。

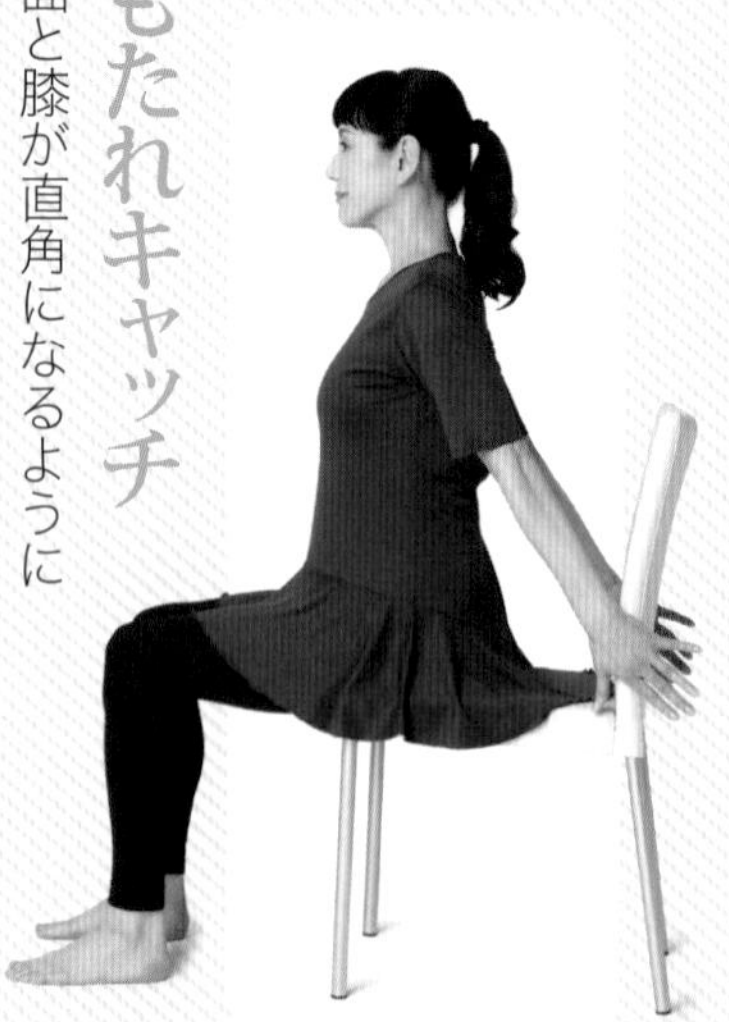

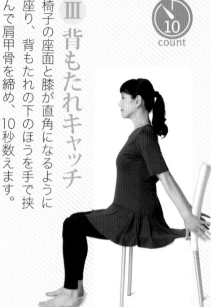

Ⅲ中級編

できる人は椅子の背もたれの真ん中辺りを両手で挟み、肩甲骨を引き締めます。カウント中は息を止めないように。

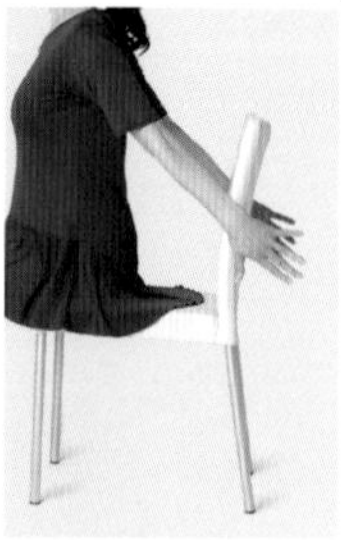

Ⅲ上級編

背もたれの上部に両手がくるようにし、肩甲骨を引き締めましょう。前傾姿勢にならないように。首もすくまないように注意。

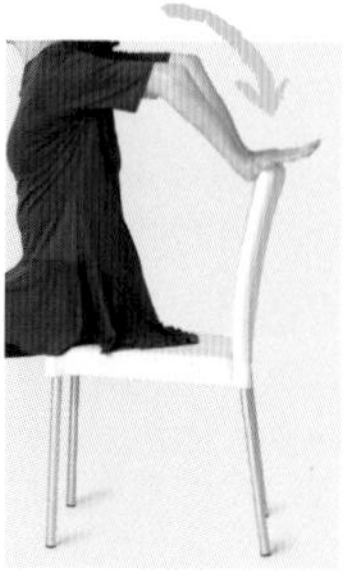

Ⅳ 壁押し

肘を軽く曲げ、壁に手の平をつけて壁を10秒押します。肩甲骨からグーッと押すようなイメージで。

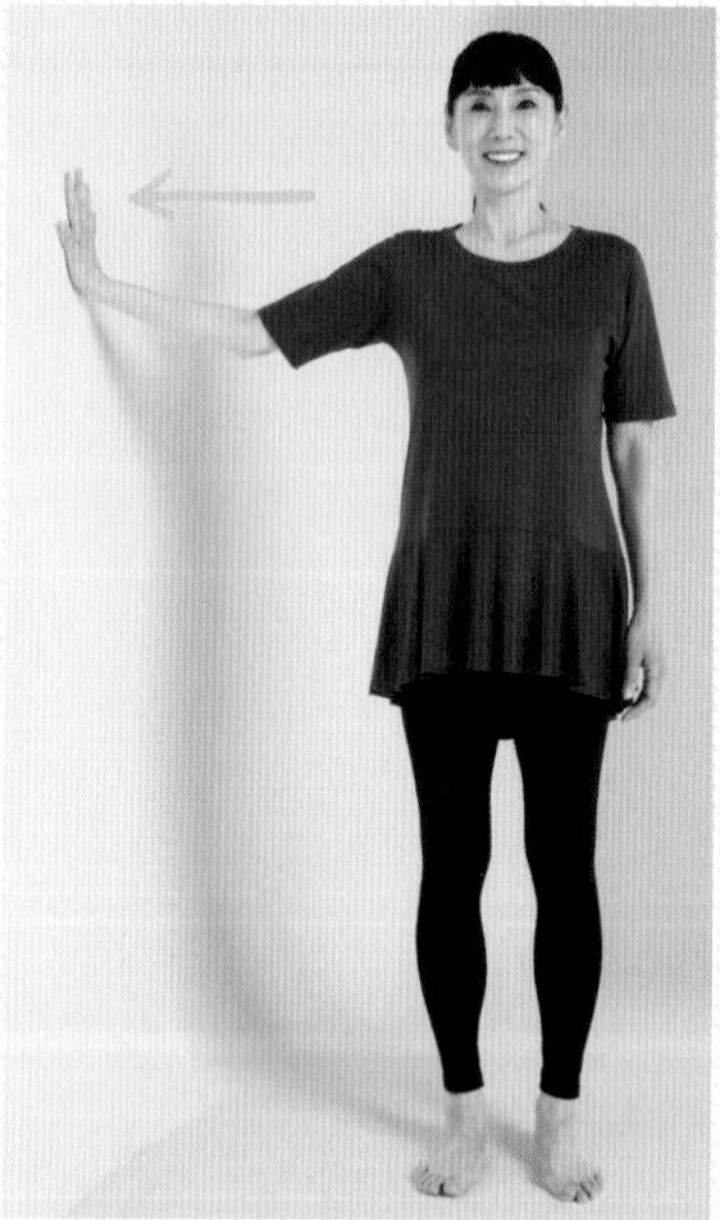

Ⅳ上級編

10秒押したあと、手の平を背中側に傾けて、同じように肩甲骨からグーッと壁を10秒押します。理想は背中側に45度。

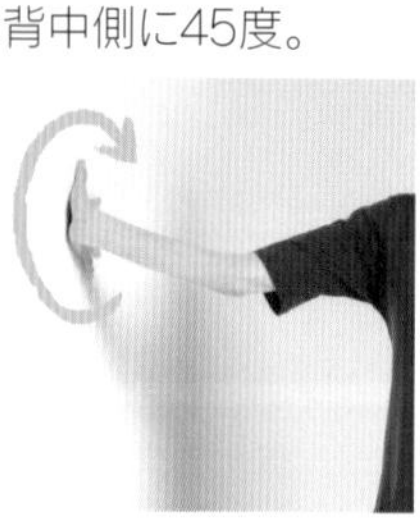

腰と膝に効くトレーニング

ガニ股や内股の人、階段の上り下りがきつい人、腰痛持ちの人はこの運動を。腰が浮かないようにクッションを敷いてください。

Ⅰ 壁に足上げ

足を上げ、足とお尻を壁につけて10秒数えます。両足の指のつけ根とくるぶしをつけて〝踏み返す〟意識で。

10 count

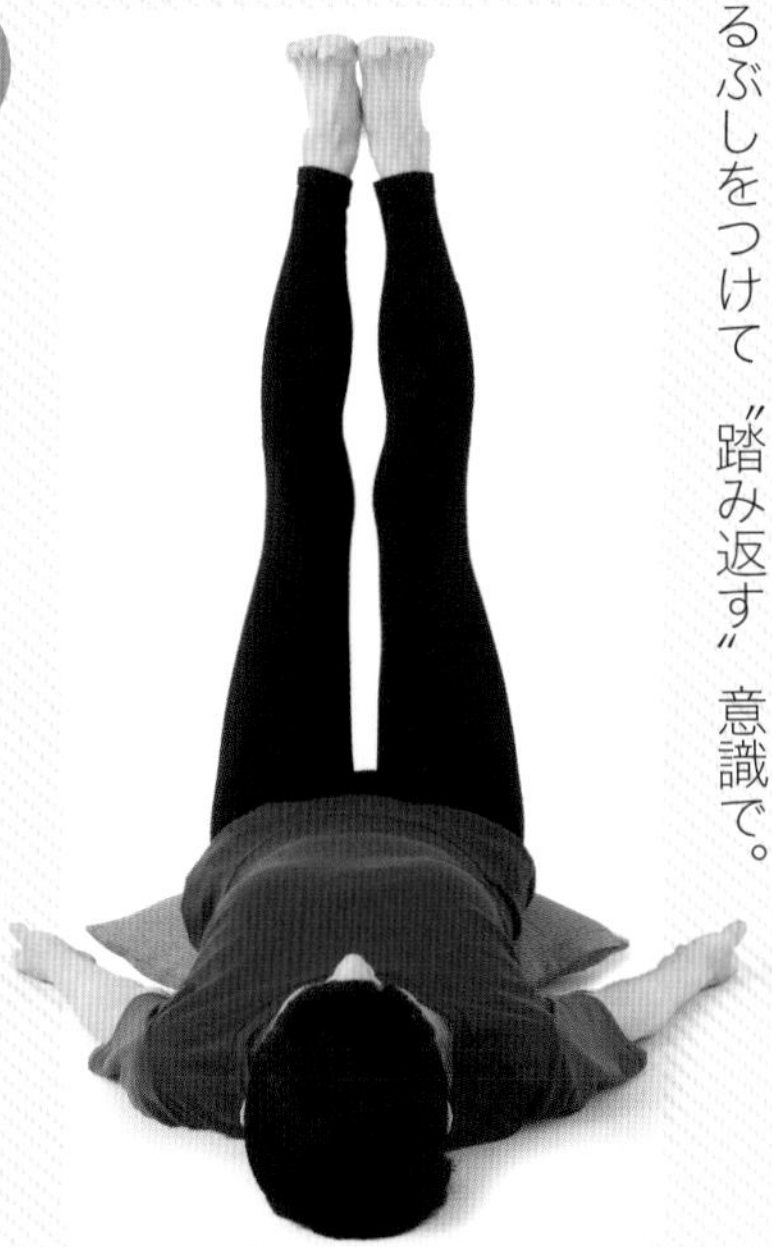

Ⅱ ベルトで引っぱり

2つにつなげたベルトの輪に足を通し、グッと開きます。そのまま10秒キープ。つま先は内側を向くように。

10 count

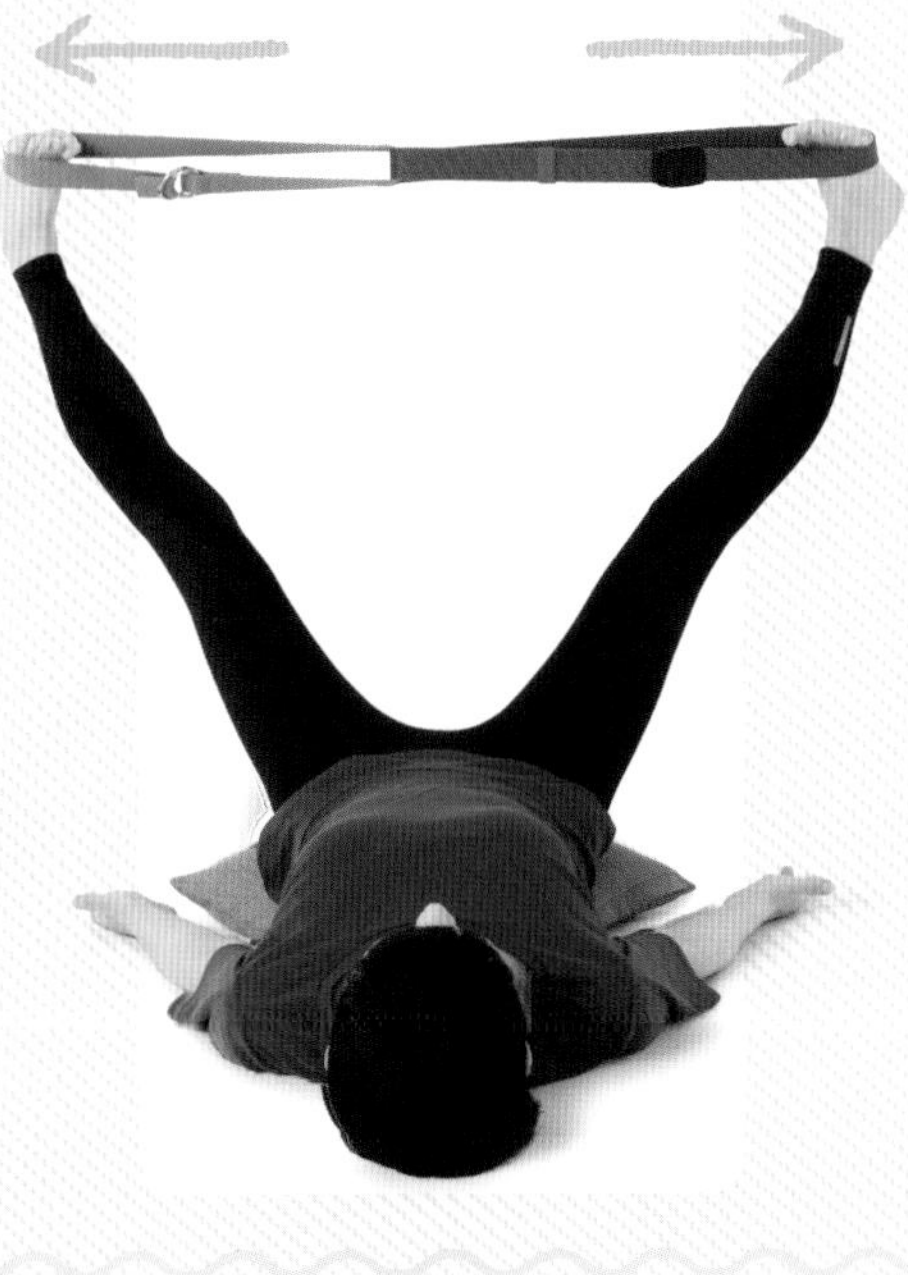

Ⅲ 椅子からキック

椅子の前脚にベルトをかけ、輪の中に足を入れます。その状態で足を10回前にキック。足を替えてもう10回。

10 count

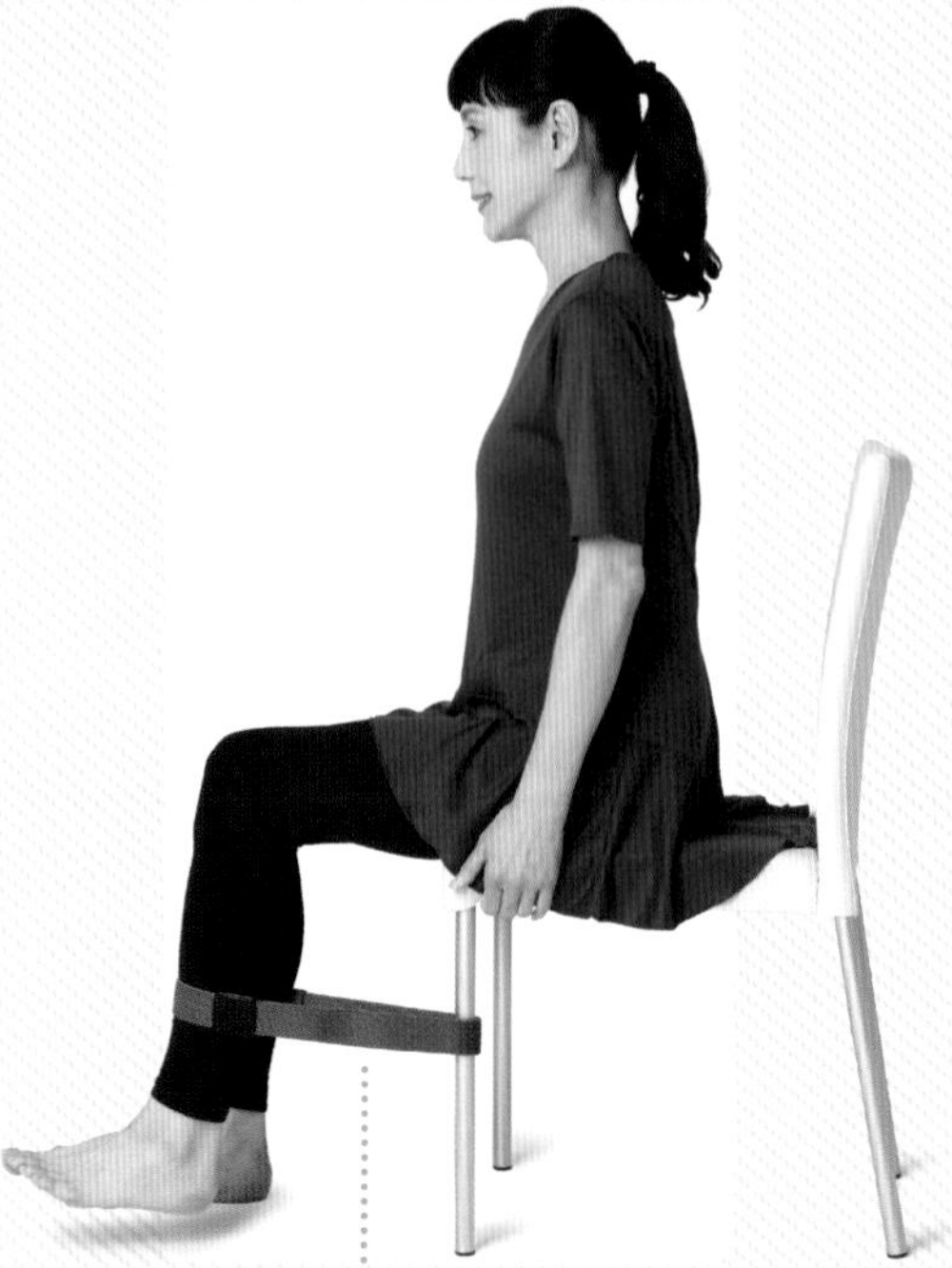

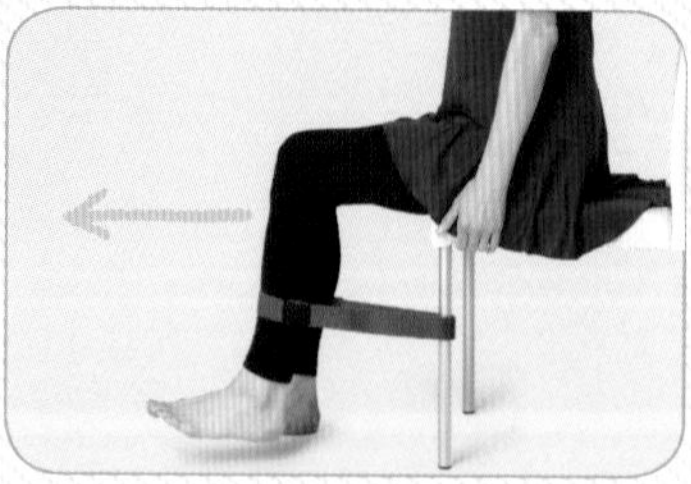

キックのとき、膝は90度に。疲れる人は一回一回床に足をついても。

Ⅳ ベルトスクワット

10 count

立った状態で太腿にベルトを巻いて、10回スクワットをします。母指球に力を入れて、ロケットが発射するイメージで。

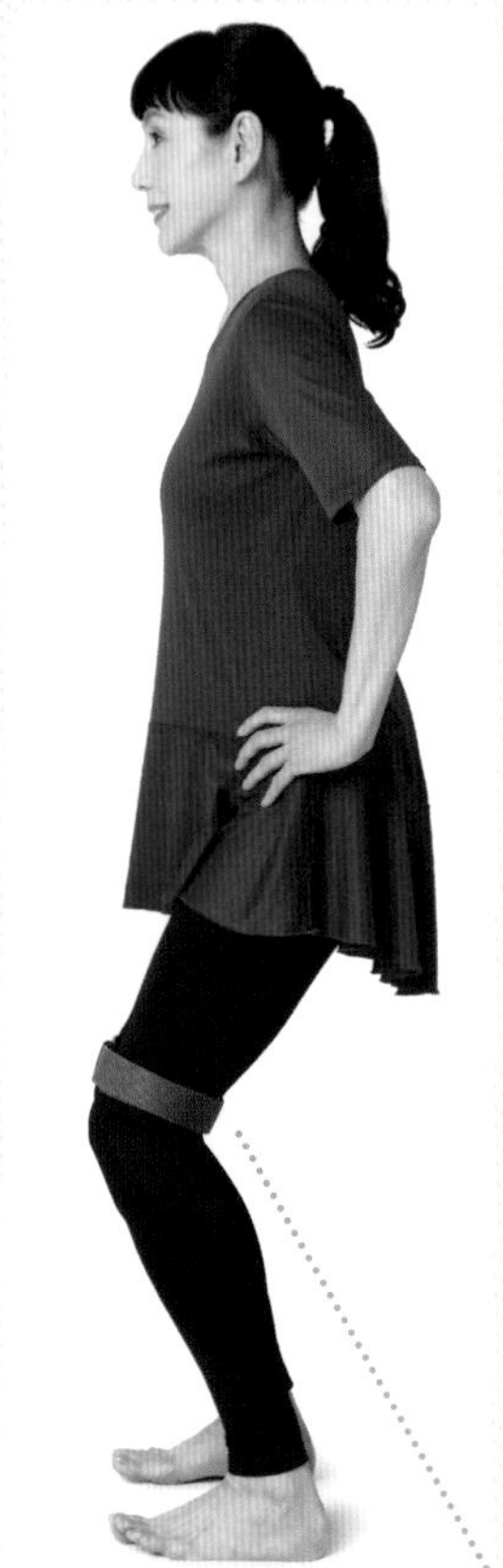

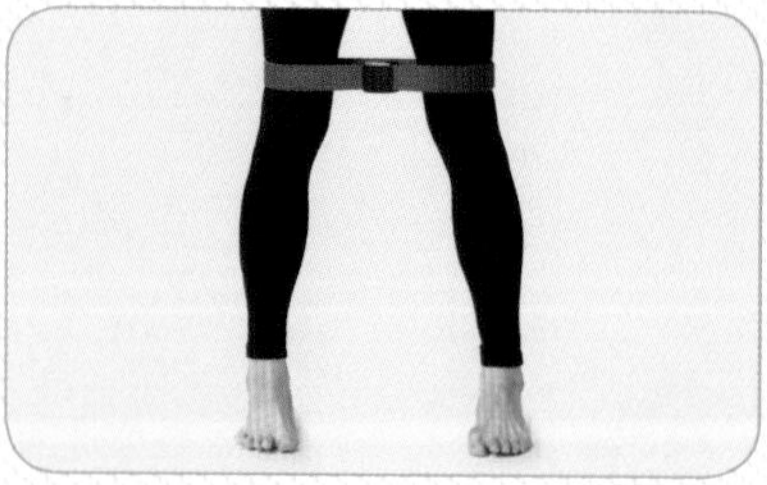

膝を正面に向けましょう。足の指が外側を向かないように気をつけて。

骨盤と太腿に効くトレーニング

腰まわりと太腿を鍛えていきます。必ず踏み返す意識を持ち、坐骨を立てて座ること。足が浮かないようにクッションを敷いて。

Ⅰ 片足寄せ片足伸ばし

坐骨を立てて座り、片足を伸ばし、片足の膝を抱えて10秒キープ。曲げた足で床を踏み返すと腰が立ちます。足を替えて同じ動きを10秒。

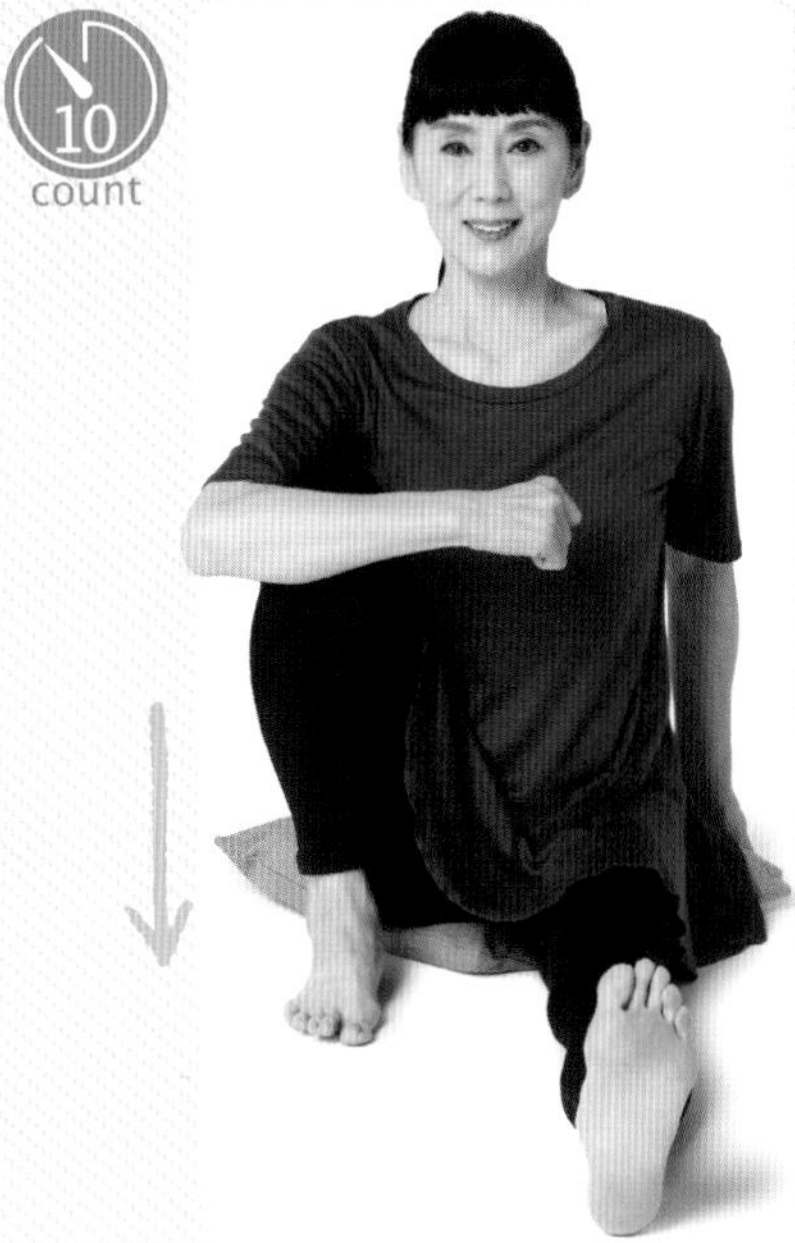

Ⅱ 椅子へ前屈

開脚し、背筋を伸ばしたまま椅子に向かって倒れていきます。太腿とふくらはぎで床を押し、つま先と膝は天井を向くように。10秒キープ。

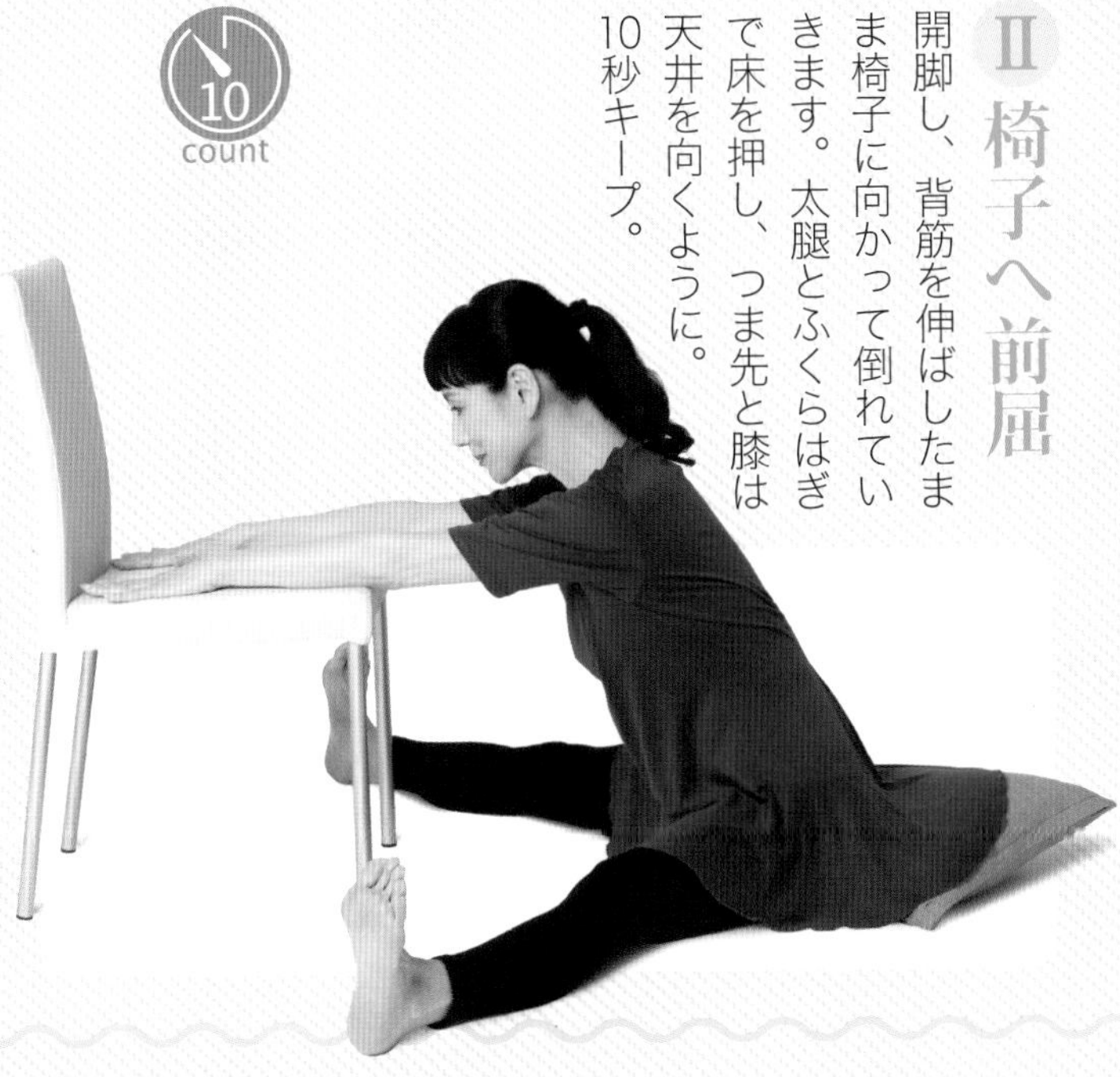

脚と足指のトレーニング

正しいまっすぐな姿勢を作るために、脚の歪みを整え、足指を柔らかくしていきます。猫背の人、転びやすい人などにオススメ。

I タオル挟み込み

坐骨を立てて座り、脚を伸ばします。ふくらはぎに丸めたバスタオルを挟み、やさしく10秒締めてください。つま先と膝は天井を向くように。

10 count

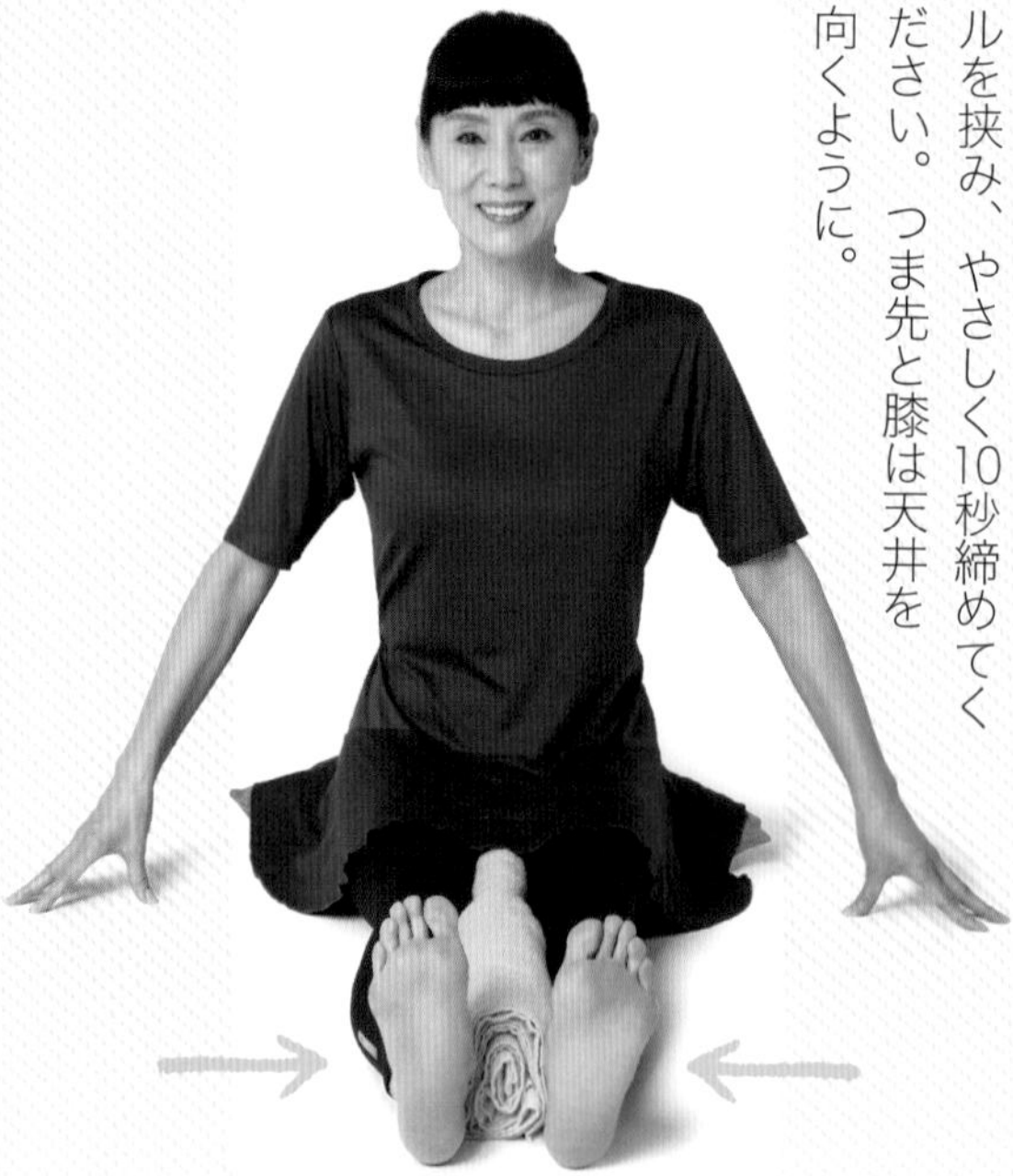

I 上級編

さらに歪みを治すには、ベルトで両脚を締めましょう。太腿とふくらはぎで床をグーッと下に押しながら10秒キープ。

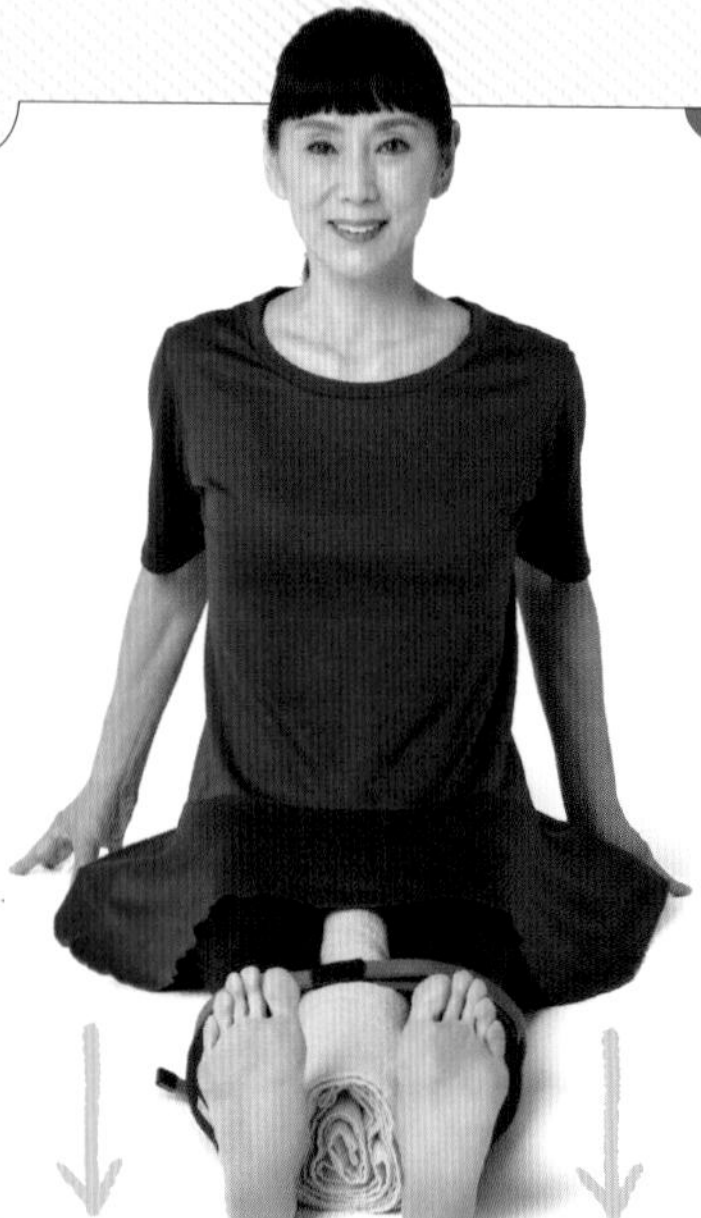

Ⅱ 足首ぐるぐる

片足を太腿にのせ、足指に手の指を入れ、手ではなく足の力で足首を回します。左右ともに時計回りに5回、反時計回りに5回。

10 count

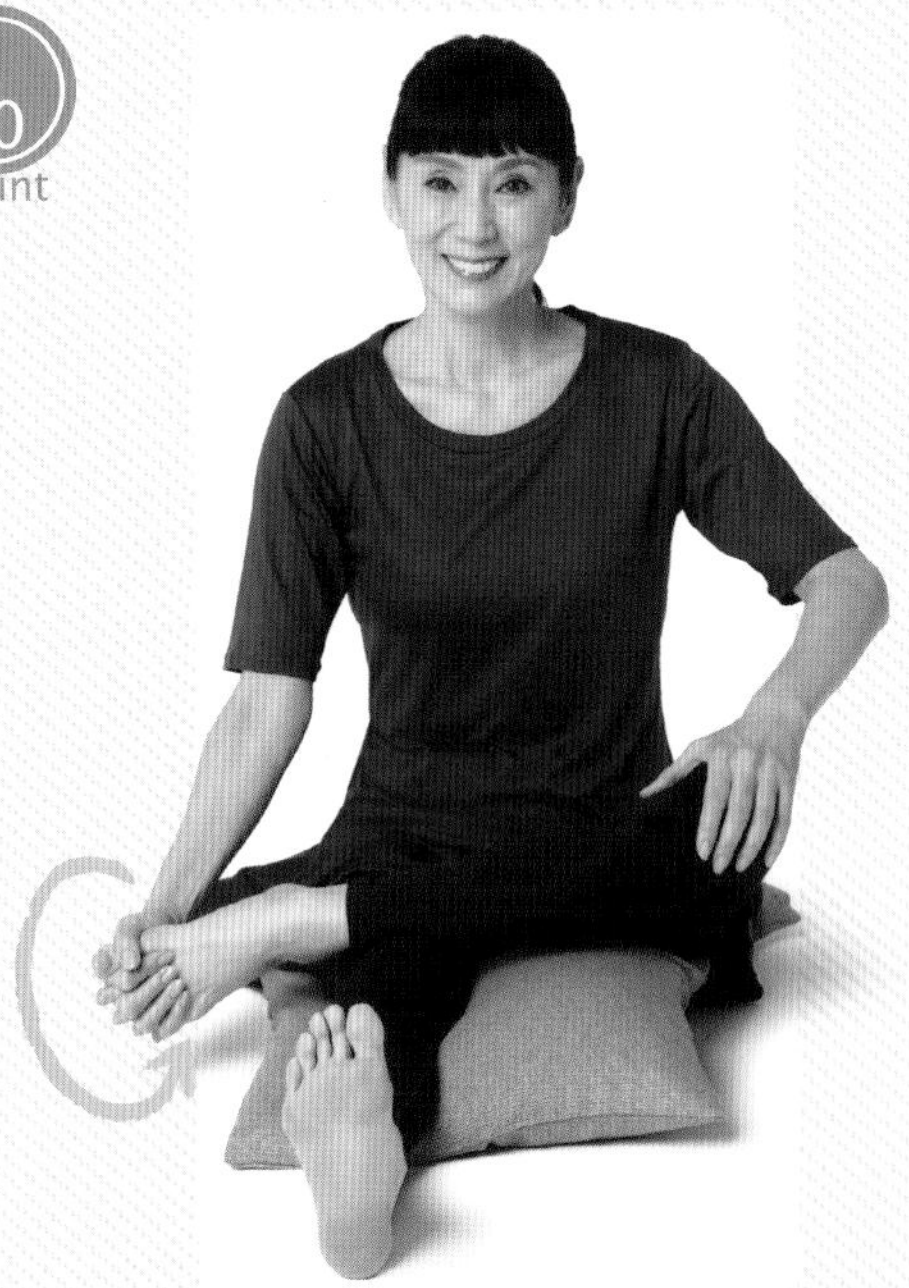

Ⅲ 足の甲伸ばし

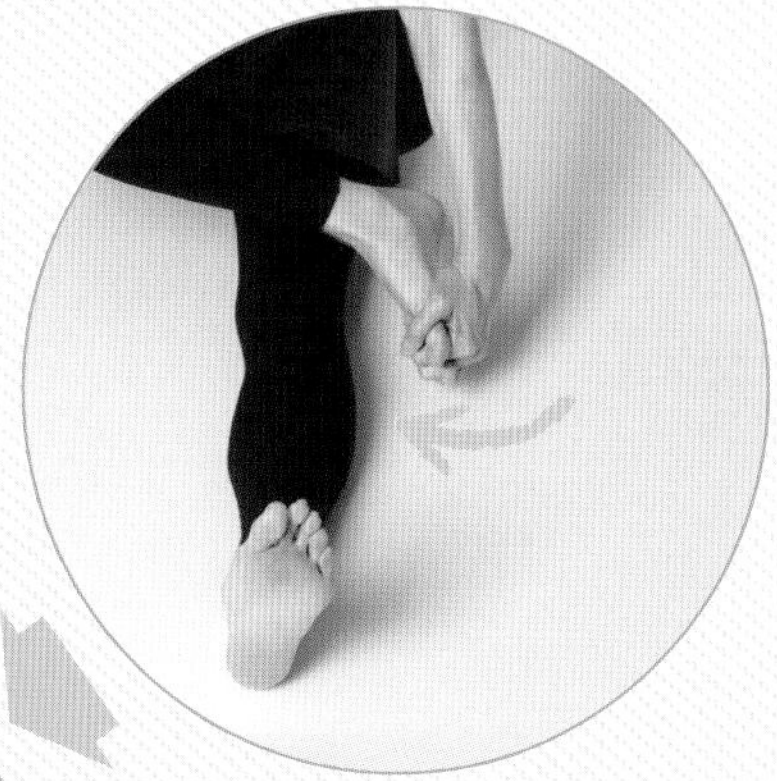

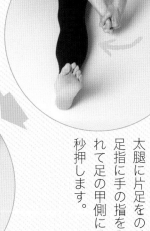

太腿に片足をのせ、足指に手の指を入れて足の甲側に5秒押します。

5 count

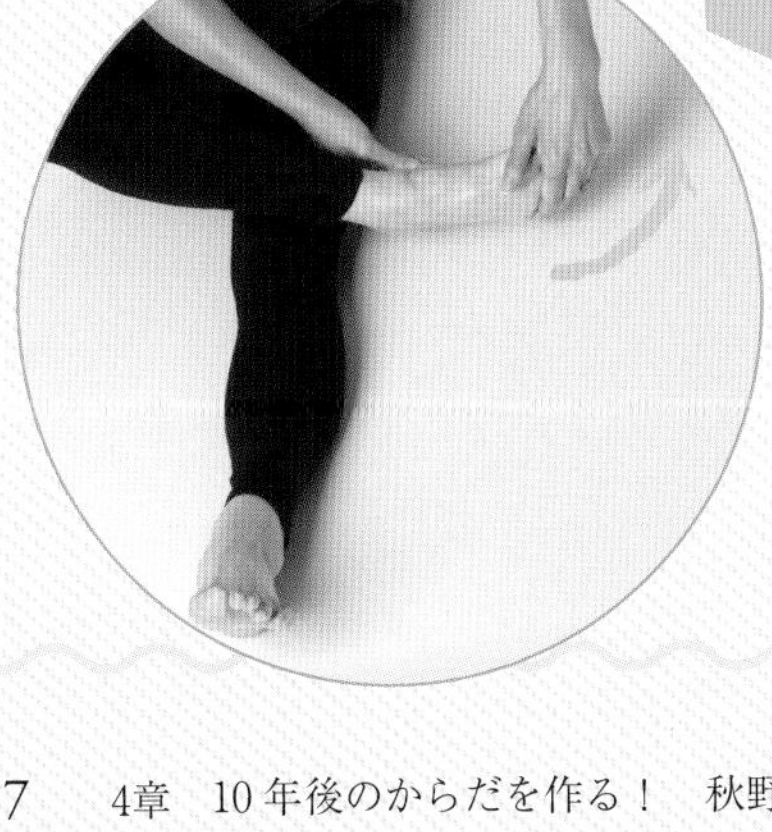

くるぶしとかかとの間を手で押しながら、反対側に5秒伸ばします。

5 count

リラックスのポーズ

運動の締めに行うのはもちろん、
普段の生活でちょっと疲れたとき、
気持ちが晴れないな〜と
思うときにも取り入れてみてください。
硬くなった腸を柔らかくする効果もあります。

椅子にもたれる

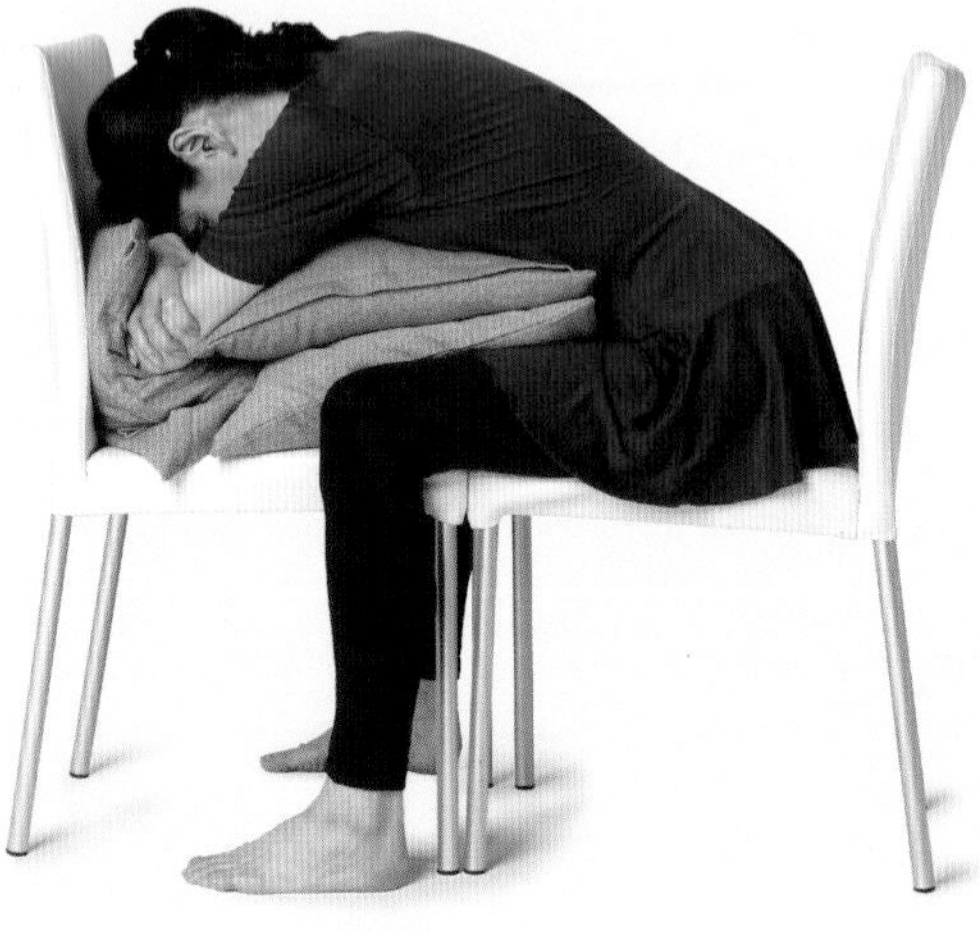

お腹にクッションやタオルをあてて座り、
前の椅子（テーブルでも OK）に伏せましょう。
最低3分以上行います。

秋野暢子の「心のヘルスケアコラム」②

一日の終わりは……「幸せ日記」でポジティブリセット!

コラム①では朝のルーティーンを紹介しましたが、夜寝る前にも欠かさず続けていることがあります。それは、その日あったハッピーな出来事を1行でも2行でもいいから書き留める「幸せ日記」です。3年前から始めた習慣で、今では3冊目に入りました！　日記に書く内容はどんな些細なことでも構いません。「洗濯物がめっちゃよく乾いた」でも「今日は天気が良かった」でも良いんです。
「幸せ日記」を始めたのは還暦を迎えたことがきっかけでした。60年を一つの区切りとして、ボランティア活動など様々な新しいことを始めたのですが、その内の一つが、この日記です。

不思議なことに、私はこの「幸せ日記」を始めてから、毎日10時間ぐらい、ぐっすりと眠れるようになったんです。寝る前に必ず日記を書くことが私の「睡眠のリズム」になったからかな？と思っています。眠れないときって「あぁすればよかったな～」「あれダメだったな～」と、マイナスな考え事をしてしまいがちです。だから私は、日記をつけることで、一日の最後に幸せな気持ちで区切りをつける！ポジティブなリセットをするから、そのまま気持ちよく眠りに入れるのだと思います。「些細なことに幸せを感じる」、そんな生き方を大切にしましょう！

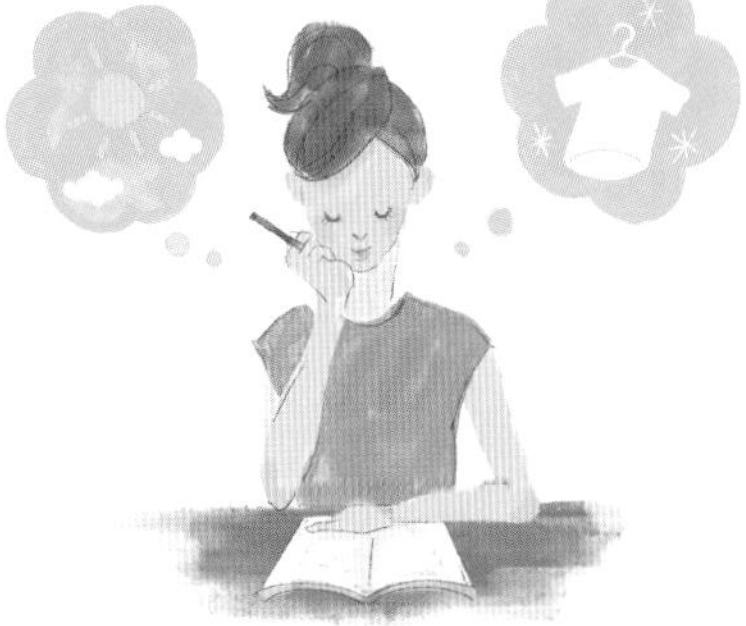

おわりに

人生100年時代を健康で美しく生きる「ブレスヨガ」

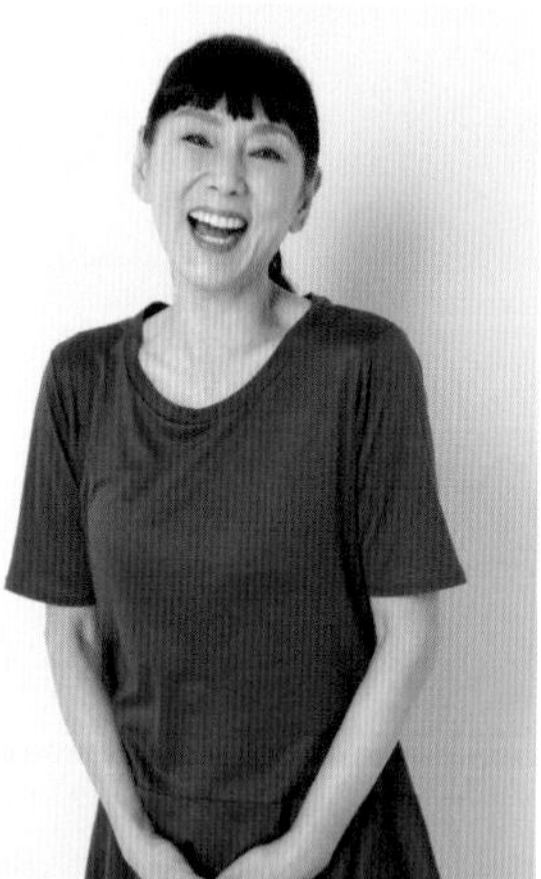

『からだの中に風が吹く！　10カウントブレスヨガ』いかがでしたか？　たくさんの運動をご紹介してきましたが、全部できなくても、もちろん大丈夫です。**いちばん大切なのは、楽しく続けること。決して無理をせず、自分の体調に合わせてできることから行ってください。**そして、1つ、2つと、少しずつ運動量を増やしていきましょう。

そもそも私が自分のからだに向き合ったのは、27歳のころ。体形の変化に気づいたことがきっかけでした。それから、ランニングやキックボクシング、ピラティス、エアロビクスなどありとあらゆるトレーニングを経験してきました。また、女優という仕事柄、演じる役に合わせて体形を調整しなければならない時期があり、無理なダイエットでからだを壊した経験もあります。今振り返ってみれば、無茶な運動と間違ったやり方でからだに負担をかけてしまっていたんですね。

30年以上、さまざまな運動を実践してきた私にとって、今回ご紹介したメソッドは〝**最終兵器**〟といっても過言ではありません。**もともとはヨガとの出会いが先で、自分のからだの不調がまるでなくなった**ことから、多くの人にヨガの良さを伝えたいと思っていました。そして実際にヨガを教える側となり、**皆さんからからだの悩みを聞いたところ、「息が苦しい」「息が上がってしまう」という不調を抱える方が多く、「呼吸筋ストレッチ」に辿り着きました。**これらのメソッドは、人生100年時代を心身ともに健康で美しく生きることを目的にした「一般社団法人0から100」の活動の中でも好評で、ならばもっと大勢の人に伝えられればと思い、今回の出版に至ったのです。

最後になりますが、**皆さんは5年後、10年後、どんな自分でいたいですか？　私は「今日と同じように一日を過ごせるといいな」と思って、日々トレーニングに励んでいます。**明日の自分のために、一日でも早いからだづくりをお勧めします。また、本書がその手助けとなればば大変うれしく思います。どうか皆さんにも、からだの中に風が吹きますように。

2020年　10月　秋野暢子

本の内容はすべてDVDで見ることができます！

【チャプター画面について】

DVDを再生後、
「秋野暢子からご挨拶」が流れます。
その後、10秒間、
チャプター画面（次ページ参照）が流れます。
この画面では各チャプターを
選択してご覧になることができます。
特に何もされなければ10秒後、
1章の内容が始まります。

〈お願い〉

万が一再生されない場合は、デバイス（再生機器）が対応していない可能性があります。パソコンの場合、OSのバージョンによって正常に再生されないことがあります。再生されない場合、デバイスを変えて再生できるかお試しください。また、それらの操作方法についてはお手持ちのデバイスの説明書をご覧ください。エクササイズの途中で映像が止まったり、飛んだり切れたりしてしまった場合も再度お試しいただき、もし同じ個所で同様の症状が起こるようであれば、状況によりDVDを交換させていただきます。

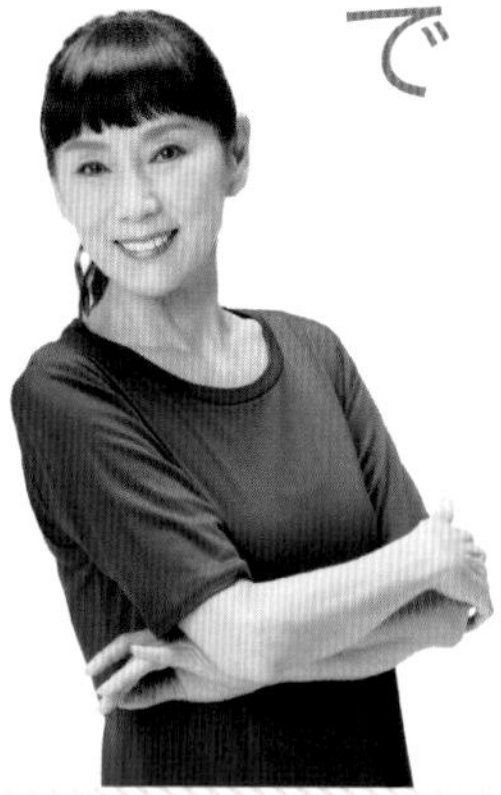

エクササイズ ALL PLAY

1章～4章のエクササイズが
ノンストップでご覧いただけます。

1章

P. 9～14の内容が
ご覧いただけます。

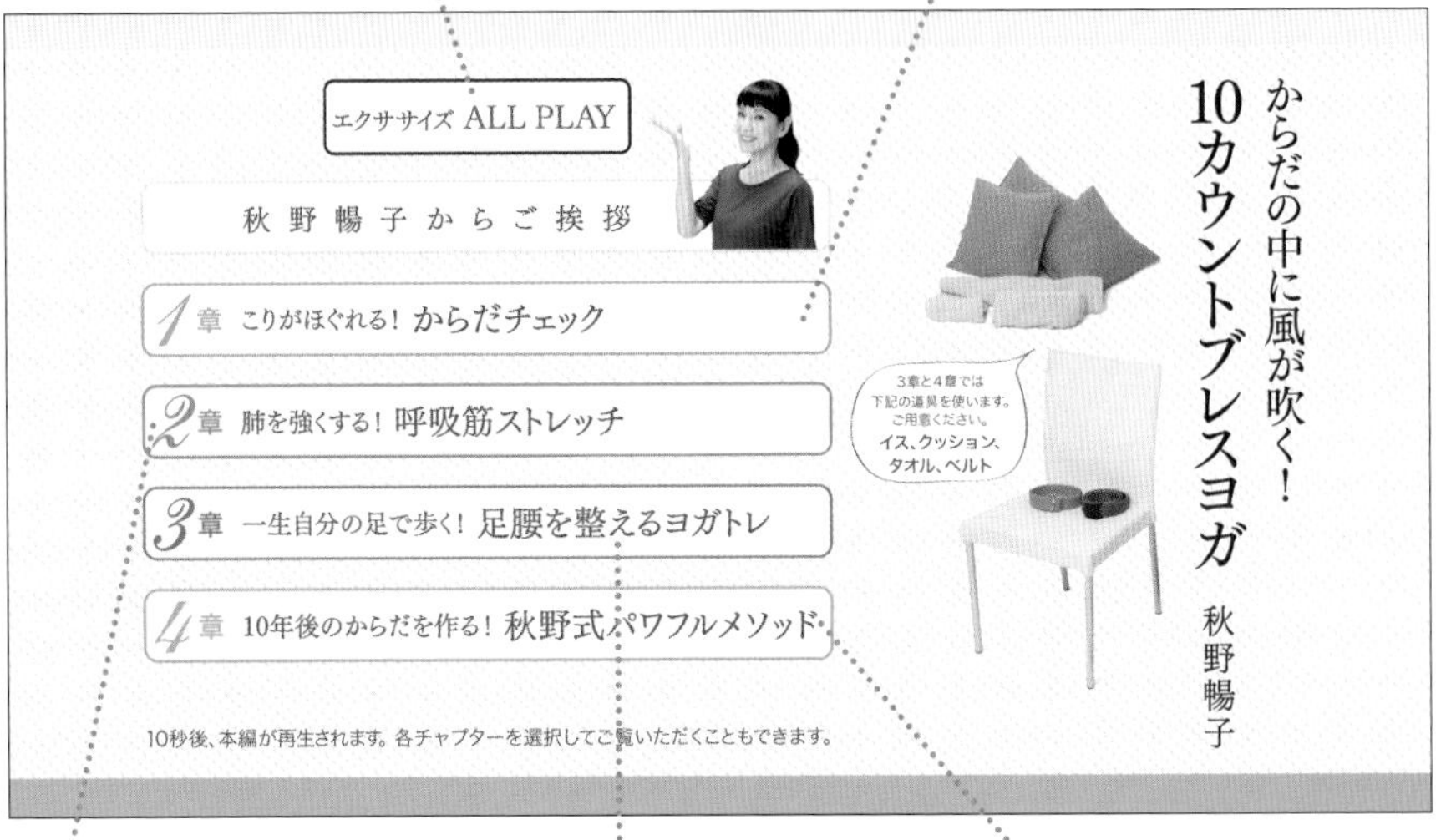

からだの中に風が吹く！
10カウントブレスヨガ
秋野暢子
エクササイズ ALL PLAY
秋野暢子からご挨拶
1章 こりがほぐれる！からだチェック
2章 肺を強くする！呼吸筋ストレッチ
3章 一生自分の足で歩く！足腰を整えるヨガトレ
4章 10年後のからだを作る！秋野式パワフルメソッド
3章と4章では
下記の道具を使います。
ご用意ください。
イス、クッション、
タオル、ベルト
10秒後、本編が再生されます。各チャプターを選択してご覧いただくこともできます。

2章

P.15～30の内容が
ご覧いただけます。

3章

P.31～45の内容が
ご覧いただけます。

4章

P.47～58の内容が
ご覧いただけます。

秋 野 暢 子

大阪・ミナミの呉服屋の末娘として生まれる。小学校の学芸会でエンピツの役をもらい初舞台を踏んだ事がきっかけになり演劇の道に進む。中学、高校と演劇部に在籍。1974 年、NHK 銀河テレビ小説「おおさか・三月・三年」のウエイトレス役でデビュー。1975 年、NHK 朝のテレビ小説「おはようさん」の主役・殿村鮎子役に抜擢される。TBS ドラマ「赤い運命」では山口百恵と共演し、インパクトの強い役を好演。1986 年、ヘラルド映画「片翼だけの天使」ではキネマ旬報主演女優賞を受賞。CD 発売、ダイエット本発売やイベント、講演会など多方面に活躍の場を広げている。2018 年には「一般社団法人 0 から 100」を設立し、心身共に健康で美しく生きる活動の普及に励んでいる。

からだの中に風が吹く!

10カウントブレスヨガ

2020年11月10日　第1刷発行

著 者
秋野暢子

発行人
見城 徹

編集人
森下康樹

編集者
山口奈緒子

発行所
株式会社 幻冬舎
〒151-0051 東京都渋谷区千駄ヶ谷 4-9-7

電話：03（5411）6211（編集）
03（5411）6222（営業）
振替 00120-8-767643

印刷・製本所
図書印刷株式会社

検印廃止

Printed in Japan
ISBN978-4-344-03679-6 C0095
幻冬舎ホームページアドレス　https://www.gentosha.co.jp/

この本に関するご意見・ご感想をメールでお寄せいただく場合は、
comment@gentosha.co.jp まで。